MEJORES PRÁCTICAS EN PEDIATRÍA

MEJORES PRÁCTICAS EN PEDIATRÍA

CHARLES RAYMOND BELL, M.D.

Charles Raymond Bell, M.D.
MEJORES PRÁCTICAS EN P E D I A T R Í A

Publicado por Spines
ISBN: 979-8-90223-718-1

Spines

ÍNDICE

PRÓLOGO

El Dr. Charles Bell inevitablemente escribiría un libro que representara la obra de su vida. Verá, ha escrito muchos libros sobre muchos temas; sin embargo, este es el reflejo de su carrera de toda la vida como médico. "Mejores Prácticas en Pediatría" del Dr. Charles Raymond Bell es un tesoro de conocimientos para todas las personas que lo lean. Este libro puede tener múltiples usos: cómo promover la salud y el bienestar de la infancia, garantizar la seguridad, proporcionar protocolos y asegurar la participación de los padres y de la comunidad.

Recuerdo las hermosas temporadas de verano, cuando nuestras abuelas sorbían limonada sentadas en el porche. Se oían los sonidos melodiosos de los pájaros, los vistosos colores de las flores en los campos, y los campos verdes prometían un verano exuberante por venir. El verano era sumamente emocionante, pues siempre esperábamos con ilusión la visita de familiares de los estados cercanos. De niños, nos entusiasmaba reencontrarnos durante los meses de verano.

Mi atención siempre se dirigía hacia quien llamo mi primo favorito, Charles. Era notablemente inteligente y talentoso. Es compositor y toca el piano, además de ser inteligente y con grandes dotes. Lo admiro y siempre me inspiró su perspicacia. Cada verano aprendía algo nuevo de él.

A medida que nos acercábamos a la secundaria, empezó a decir que quería ser médico; de hecho, médico de niños. Esto no me sorprendió, porque lo veía como un triunfador, impulsado por metas y por el éxito. Prosperaba con los desafíos y le encantaba ir marcando logros cumplidos. Además, su elección de especialidad médica me parecía muy adecuada. Veía en él rasgos de cuidado y atención, siempre centrado en atender y apoyar a los demás. Su fortaleza es la empatía y la capacidad de crear vínculos profundos. Lo vi pasar por los estudios de pregrado, luego la Facultad de Medicina, la residencia y hasta ejercer como médico.

De inmediato comenzó a brindar atención médica a las comunidades desatendidas de South Chicago, Illinois. Más tarde, ofreció una atención compasiva en Pediatría y Medicina del Adolescente en Georgia, Ohio y Massachusetts, en una carrera dedicada que abarca casi cuatro décadas. Me sentí muy orgullosa de ver cómo sus sueños se hacían realidad gracias al trabajo arduo y la dedicación.

El Dr. Charles Bell, un reconocido médico, pediatra, consultor en atención sanitaria y educador, decidió plasmar años de conocimientos, esfuerzo y experiencia en este libro, "Mejores Prácticas en Pediatría". Sé que este libro servirá como un instrumento y será valioso para cada estudiante, médico/a residente, profesional de la salud, administrador/a de consultorio o médico en ejercicio que desee tener una práctica sobresaliente para responder a las necesidades de la Pediatría. Fue un privilegio y un placer colaborar con el Dr. Bell en este proyecto, especialmente después de haber tenido, desde nuestra juventud, una panorámica privilegiada de su amor y pasión por el ejercicio de la medicina. Como profesional del ámbito empresarial, sé lo fundamental que es contar con las herramientas adecuadas, una referencia o una guía. Este libro, "Mejores Prácticas en Pediatría", ayudará a llevar las operaciones cotidianas y a asegurar que todas las personas involucradas estén debidamente capacitadas en lo necesario para cumplir los objetivos y la misión de su práctica u organización médica.

Dra. Janice English
Emprendedora y Educadora

INTRODUCCIÓN

En el ámbito de la atención pediátrica, la implementación de las mejores prácticas reviste una importancia capital, actuando como piedra angular del bienestar y el desarrollo óptimo de los niños. Esta sección explora el papel fundamental que desempeña el cumplimiento de las mejores prácticas establecidas para garantizar la prestación de una atención sanitaria de alta calidad y compasiva para la población pediátrica, reduciendo las disparidades.

Una de las principales razones por las que las mejores prácticas son cruciales en la atención pediátrica es el imperativo de garantizar la seguridad de los pacientes más jóvenes. Los niños, por su fisiología y vulnerabilidad particulares, requieren atención y cuidados especializados. Apegarse a las mejores prácticas basadas en la evidencia ayuda a los profesionales de la salud a minimizar los riesgos asociados con las intervenciones y los tratamientos médicos, protegiendo a los niños de posibles efectos adversos.

Al establecer protocolos estandarizados para diagnósticos,

tratamientos e intervenciones, los profesionales de la salud pueden mitigar la probabilidad de errores y complicaciones. Esto no solo protege el bienestar del niño, sino que también fomenta un sentimiento de confianza y seguridad entre madres, padres y cuidadores en el sistema de salud.

Las mejores prácticas sirven como referentes de excelencia en la atención pediátrica, guiando a los profesionales de la salud hacia los métodos más eficaces y eficientes de diagnóstico, tratamiento y manejo continuo. Estas directrices basadas en la evidencia se sustentan en la investigación más reciente, la experiencia clínica y los resultados en pacientes, contribuyendo en conjunto a un nivel superior de atención.

La adhesión constante a las mejores prácticas promueve la prestación de una atención de calidad y, con ello, mejora los resultados en los pacientes. Ya se trate de controles rutinarios, vacunaciones o intervenciones médicas complejas, la aplicación de las mejores prácticas garantiza que los niños reciban una atención alineada con los avances más recientes del campo, favoreciendo trayectorias de salud positivas.

La atención pediátrica a menudo involucra equipos multidisciplinarios, incluidos médicos, enfermeras y enfermeros, terapeutas y otros profesionales de la salud.

Las mejores prácticas proporcionan un marco y un lenguaje comunes para la comunicación y la colaboración entre estos diversos actores. Las directrices estandarizadas ayudan a agilizar los procesos, reducir los malentendidos y mejorar la coordinación global de la atención.

En una era en la que el conocimiento médico evoluciona con rapidez, las mejores prácticas actúan como una fuerza unificadora, asegurando que los profesionales de la salud estén alineados en cuanto a los enfoques más efectivos de la atención pediátrica. Esta cohesión es especialmente crítica en los casos complejos que requieren un abordaje integral e integrado.

Las mejores prácticas en atención pediátrica van más allá del ámbito clínico para adoptar un enfoque holístico y centrado en la familia. Al reconocer el papel integral de madres, padres y cuidadores en el bienestar del niño, dichas prácticas fomentan la comunicación abierta, la toma de decisiones compartida y la inclusión de las preferencias y valores familiares en el plan de atención.

Al reconocer la importancia de la dinámica familiar, las mejores prácticas fomentan una alianza de colaboración entre los profesionales de la salud y las familias. Este modelo colaborativo no solo eleva la calidad global de la atención, sino que también empodera a las familias para participar activamente en la salud y el desarrollo de sus hijos e hijas.

En conclusión, no se puede exagerar la importancia de las mejores prácticas en la atención pediátrica. Desde garantizar la seguridad y minimizar los riesgos hasta mejorar la calidad de la atención y promover la colaboración, el cumplimiento de las directrices basadas en la evidencia es esencial para el bienestar integral de la infancia y para el éxito del sistema de salud que la atiende.

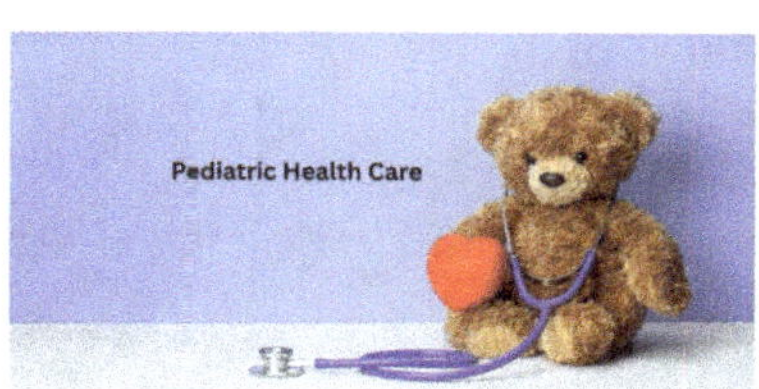

CAPÍTULO UNO

UN AMBIENTE ACOGEDOR Y DE APOYO

Crear un ambiente acogedor y de apoyo para los niños y sus familias en Mejores Prácticas en Pediatría

En el ámbito de la atención pediátrica, la compasión es la piedra angular sobre la que florece la curación. Todas las niñas y los niños merecen recibir una atención que no solo vele por su bienestar físico, sino que también nutra sus necesidades emocionales y psicológicas. Este libro profundiza en la esencia de una atención compasiva en pediatría, ofreciendo perspectivas, estrategias y mejores prácticas para capacitar a los profesionales de la salud a brindar una atención integral a los pacientes pediátricos.

El corazón de la medicina pediátrica debe incluir siempre los principios fundamentales de una atención pediátrica compasiva, que consisten en la empatía, la comprensión y la paciencia para construir relaciones sólidas con los pacientes pediátricos y sus familias, lo que se traduce en un impacto profundo de la atención compasiva en la recuperación y el bienestar general de los niños.

Un entorno terapéutico va más allá de los aspectos físicos de un centro sanitario. La importancia de crear un ambiente acogedor y de apoyo para los niños y sus familias abarca desde contar con espacios coloridos y adaptados a la infancia hasta incorporar el juego y la arteterapia, con diversas estrategias para promover el confort y aliviar la ansiedad en los pacientes pediátricos.

En la atención pediátrica, la creación de un ambiente acogedor y de apoyo para los niños y sus familias es una piedra angular de las mejores prácticas. El entorno pediátrico impacta profundamente en el bienestar emocional y psicológico de los pacientes jóvenes y sus cuidadores. Este capítulo explora la importancia de fomentar dicho entorno, los elementos que contribuyen a él y los beneficios que aporta tanto a los niños como a sus familias.

Bienestar psicológico y emocional

Las niñas y los niños que afrontan un tratamiento médico suelen experimentar ansiedad y miedo. Un ambiente acogedor y de apoyo puede reducir significativamente estas emociones negativas. Al crear un espacio en el que los niños se sientan seguros y cuidados, los profesionales de la salud pueden ayudar a mitigar el estrés asociado con las visitas médicas, lo que conduce a una experiencia más positiva.

Confianza y comunicación

Un entorno de apoyo fomenta la confianza entre los profesionales de la salud y las familias. Cuando las familias y los niños se sienten respetados y comprendidos, es más probable que comuniquen abiertamente sus preocupaciones y síntomas. Este diálogo abierto es crucial para un diagnóstico preciso y una planificación del tratamiento eficaz.

Mayor cooperación y adherencia

Las niñas y los niños y sus familias que se sienten apoyados tienen más probabilidades de colaborar con los procedimientos médicos y seguir los planes de tratamiento. Cuando el entorno de atención se percibe como amable y atento, los niños son menos propensos a resistirse a los tratamientos y los padres tienen más probabilidades de adherirse a las indicaciones médicas, lo que conduce a mejores resultados en salud.

Elementos clave de un ambiente acogedor y de apoyo

Entorno físico

1. Diseño adaptado a la infancia: Las decoraciones vivas y coloridas, el mobiliario cómodo y actividades atractivas como juguetes y libros pueden hacer que el entorno médico resulte menos intimidante para los niños.

2. Seguridad y accesibilidad: Garantizar que el entorno sea seguro, limpio y de fácil acceso para todos los pacientes, incluidas las personas con discapacidad, es fundamental para que todos se sientan bienvenidos.

Actitud y comportamiento del personal

1. Empatía y compasión: Los profesionales de la salud que demuestran empatía y compasión pueden reducir en gran medida el miedo y la ansiedad tanto de los niños como de sus familias.

2. Comunicación efectiva: Utilizar un lenguaje adecuado a la edad, ser paciente y escuchar activamente tanto a los niños como a sus padres ayuda a construir un ambiente de apoyo.

Participación familiar

1. Atención centrada en la familia: Involucrar a las familias en el proceso de toma de decisiones y respetar sus conocimientos y perspectivas sobre la salud de su hijo o hija fomenta un entorno colaborativo y de apoyo.

2. Servicios de apoyo: Ofrecer servicios como asesoramiento, grupos de apoyo y recursos educativos puede ayudar a las familias a sentirse más apoyadas y empoderadas en el manejo de la salud de su hijo o hija.

Beneficios de un ambiente acogedor y de apoyo

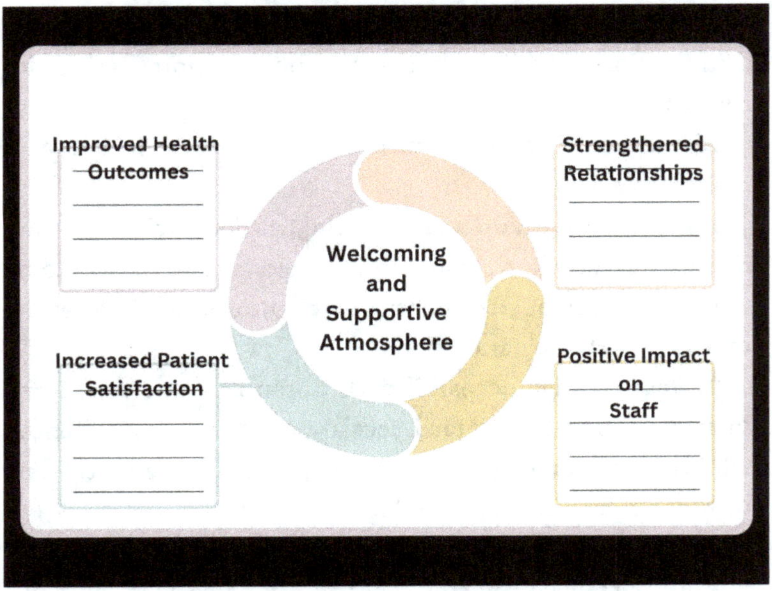

Sensibilidad cultural

1. Respeto a la diversidad: Reconocer y respetar las diferencias culturales, religiosas y lingüísticas es esencial para crear un ambiente inclusivo y acogedor para todas las familias.

2. Formación en competencia cultural: Proporcionar formación al personal en competencia cultural puede ayudar a garantizar que todos los pacientes y sus familias se sientan respetados y comprendidos.

Beneficios de un ambiente acogedor y de apoyo

Mejores resultados de salud

Las investigaciones han demostrado que los niños que se sienten apoyados y seguros tienen más probabilidades de presentar mejores resultados de salud. La reducción del estrés y la ansiedad puede conducir a una mejor función inmunitaria, tiempos de recuperación más rápidos y una experiencia general más positiva con el sistema de salud.

Mayor satisfacción de los pacientes

Las familias que se sienten acogidas y apoyadas tienen más probabilidades de expresar satisfacción con la atención que reciben. Los altos niveles de satisfacción de los pacientes se relacionan con una mayor adherencia a los planes de tratamiento y a las citas de seguimiento, lo que contribuye a mejores resultados de salud a largo plazo.

Relaciones fortalecidas

Establecer una relación sólida basada en la confianza entre los profesionales de la salud y las familias mejora la calidad global de la atención. Cuando las familias se sienten conectadas y valoradas, es más probable que permanezcan comprometidas con la atención de la salud de sus hijos y que busquen asesoramiento médico oportuno.

Impacto positivo en el personal

Un ambiente de apoyo y acogedor beneficia no solo a los pacientes y las familias, sino también a los profesionales de la salud. Los miembros del personal que trabajan en un entorno positivo tienen más probabilidades de experimentar satisfacción laboral, menor agotamiento y un mayor compromiso con la prestación de una atención de alta calidad.

CONCLUSIÓN

Crear un ambiente acogedor y de apoyo para los niños y sus familias es una parte integral de las mejores prácticas en pediatría. Al centrarse en el entorno físico, las actitudes del personal, la participación de la familia y la sensibilidad cultural, los profesionales de la salud pueden mejorar significativamente la calidad de la atención que ofrecen. Los beneficios de este enfoque son de amplio alcance, lo que conduce a mejores resultados de salud, mayor satisfacción de los pacientes y relaciones más sólidas y de confianza entre las familias y los profesionales de la salud. Invertir en un ambiente de apoyo y acogedor no solo es beneficioso para los pacientes y sus familias, sino también para el sistema de salud en su conjunto, al promover un enfoque más compasivo y eficaz de la atención pediátrica.

COMUNICACIÓN CLARA Y COMPASIVA EN LA ATENCIÓN PEDIÁTRICA

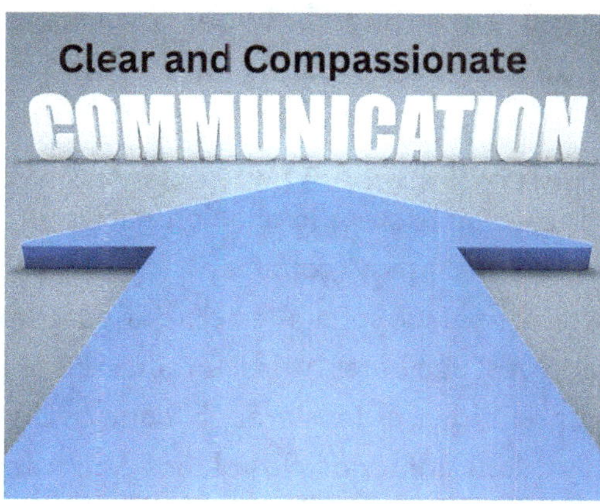

La comunicación efectiva es primordial en la atención pediátrica. Se debe hacer hincapié en la importancia de una comunicación clara y compasiva entre los profesionales de la salud, los pacientes y sus familias para que la comunicación sea efectiva. Las técnicas para transmitir información médica compleja de una manera adecuada a la edad, comprensible y respetuosa de las diferencias culturales son muy importantes. Además, es necesario centrarse en los beneficios de la colaboración entre equipos multidisciplinarios para ofrecer una atención integral y planificarlos como metas alcanzables.

La comunicación efectiva en la atención de la salud es esencial para brindar atención de alta calidad, particularmente en pediatría, donde las necesidades y la comprensión de los pacientes y sus familias varían ampliamente. Una comunicación clara y compasiva entre los profesionales de la salud, los pacientes y sus familias fomenta la confianza, garantiza la transferencia precisa de información y promueve mejores resultados en salud. Esta sección profundiza en la importancia de dicha comunicación, las técnicas para transmitir información médica compleja de manera comprensible y culturalmente sensible, y los beneficios de la colaboración entre equipos multidisciplinarios para proporcionar una atención integral.

Fomentar la confianza y el vínculo terapéutico

La confianza es la base de la relación paciente-profesional. Una comunicación clara y compasiva ayuda a construir y mantener esta confianza, lo cual es crucial para una atención eficaz. Cuando los pacientes y las familias se sienten escuchados y comprendidos, es más probable que compartan información vital y que se adhieran a los planes de tratamiento.

Mejorar la comprensión y la toma de decisiones

Los pacientes y las familias necesitan comprender la información médica para tomar decisiones informadas sobre su atención. Una comunicación clara asegura que comprendan la naturaleza de su condición, las opciones de tratamiento y los posibles resultados, empoderándolos para participar activamente en su proceso de atención.

Reducir la ansiedad y el miedo

Los entornos médicos pueden ser intimidantes, especialmente para los niños y sus familias. Una comunicación compasiva puede aliviar la ansiedad y el miedo, haciendo que la experiencia sea menos abrumadora y más de apoyo.

Garantizar la adherencia a los planes de tratamiento

Cuando los pacientes y las familias comprenden las razones detrás de las recomendaciones de tratamiento y se sienten confiados en la atención que reciben, es más probable que sigan los tratamientos prescritos y asistan a las citas de seguimiento. Como proveedores de atención de la salud, ayudemos a nuestros pacientes y a sus padres a decir "NO" a las inasistencias a las citas.

Técnicas para transmitir información médica compleja

Comunicación adecuada a la edad

1. **Lenguaje simplificado**: Utilice un lenguaje simple y directo al explicar términos médicos. Evite la jerga y los términos técnicos, a menos que se definan claramente.

2. **Apoyos visuales**: Los diagramas, modelos y videos pueden ayudar a ilustrar conceptos complejos de una manera más fácil de entender para los niños. Si es posible desde el punto de vista financiero, se pueden colocar videos educativos de manera efectiva en las salas de espera mientras los pacientes aguardan sus citas.

3. **Métodos interactivos**: Involucre a los niños con preguntas y actividades que les ayuden a aprender sobre su condición y tratamiento de forma interactiva y memorable.

Sensibilidad cultural

1. **Competencia cultural**: Comprenda y respete las diferencias culturales que pueden influir en cómo los pacientes y las familias perciben la salud, la enfermedad y la atención médica.

2. **Servicios lingüísticos**: Proporcione servicios de traducción e interpretación para asegurar que las familias que no hablan inglés reciban información precisa y comprensible.

Utilice intérpretes certificados en lugar de intérpretes no certificados.

3. Ejemplos culturalmente pertinentes: Utilice ejemplos y analogías culturalmente relevantes para ayudar a explicar conceptos médicos de una manera que resuene con los antecedentes y las experiencias del paciente.

Comunicación respetuosa

1. Escucha activa: Demuestre que está escuchando asintiendo, estableciendo contacto visual y respondiendo adecuadamente. Es importante validar los sentimientos y las preocupaciones del paciente y de la familia.

2. Empatía y compasión: Exprese empatía y comprensión. Reconozca el impacto emocional y psicológico de la condición médica en el paciente y su familia.

3. Respeto a la autonomía: Involucre a los pacientes y a las familias en el proceso de toma de decisiones, respetando su derecho a elegir sobre su atención.

Colaboración entre equipos multidisciplinarios

Atención integral

1. Enfoque holístico: Los equipos multidisciplinarios reúnen diversas áreas de experiencia para abordar todos los aspectos de la salud de un paciente, incluidas las necesidades físicas, emocionales y sociales.

2. Atención coordinada: Una comunicación y colaboración efectivas entre los miembros del equipo garantizan una atención bien coordinada, reduciendo el riesgo de planes de tratamiento fragmentados o contradictorios.

Mejores resultados

1. Conocimiento compartido: Los miembros del equipo comparten sus conocimientos y experiencia, lo que conduce a diagnósticos más precisos y planes de tratamiento más eficaces.

2. Mejora en la resolución de problemas: Las perspectivas diversas dentro de un equipo multidisciplinario pueden conducir a soluciones innovadoras para problemas médicos complejos.

Apoyo al paciente y la familia

1. Apoyo integral: Los equipos que incluyen trabajadores sociales, psicólogos y otro personal de apoyo pueden brindar un apoyo integral a los pacientes y las familias, abordando no solo las necesidades médicas sino también las emocionales y sociales.

2. Continuidad de la atención: Los equipos multidisciplinarios pueden garantizar la continuidad de la atención, con cada miembro aportando a un plan cohesivo que acompaña al paciente a través de las diferentes etapas del tratamiento.

Beneficios de una comunicación clara y compasiva y de la colaboración multidisciplinaria

Satisfacción del paciente

Los pacientes y las familias que experimentan una comunicación clara y compasiva y una atención coordinada por parte de un equipo multidisciplinario reportan niveles más altos de satisfacción. Se sienten más respaldados, respetados y seguros de la atención que reciben.

Mejores resultados en salud

La comunicación clara y la colaboración multidisciplinaria efectiva conducen a mejores resultados en salud. Los pacientes reciben una atención integral y coordinada, lo que reduce la probabilidad de errores médicos, mejora la adherencia a los planes de tratamiento y promueve una recuperación más rápida.

Mayor eficiencia del equipo

Cuando los profesionales de la salud se comunican de manera efectiva y trabajan de forma colaborativa, se mejora la eficiencia y la efectividad del equipo de atención. Esto lleva a un mejor uso de los recursos, a la reducción de la duplicación de esfuerzos y a un proceso de atención más ágil.

Satisfacción profesional

Los profesionales de la salud que practican una comunicación clara y compasiva y colaboran eficazmente con sus colegas experimentan una mayor satisfacción laboral. Se sienten más conectados con sus pacientes, sus colegas y su trabajo, lo que genera un entorno laboral más positivo.

CONCLUSIÓN

La comunicación clara y compasiva entre los profesionales de la salud, los pacientes y sus familias es vital para una atención pediátrica efectiva. Genera confianza, mejora la comprensión, reduce la ansiedad y garantiza la adherencia a los planes de tratamiento. Emplear técnicas para transmitir información médica compleja de una manera adecuada a la edad, comprensible y respetuosa de la cultura respalda aún más estos objetivos.

Además, la colaboración entre equipos multidisciplinarios proporciona una atención integral y coordinada que aborda las necesidades holísticas de los pacientes y las familias.

En conjunto, estas prácticas conducen a mejores resultados en salud, mayor satisfacción del paciente y del profesional, y a un sistema de atención más eficiente y eficaz. Invertir en habilidades de comunicación y fomentar un entorno colaborativo es esencial para brindar el más alto estándar de atención pediátrica.

ESTRATEGIAS PARA ABORDAR LAS NECESIDADES EMOCIONALES

Estrategias para abordar las necesidades emocionales en pacientes pediátricos de todas las edades

NECESIDADES EMOCIONALES DE LOS NIÑOS

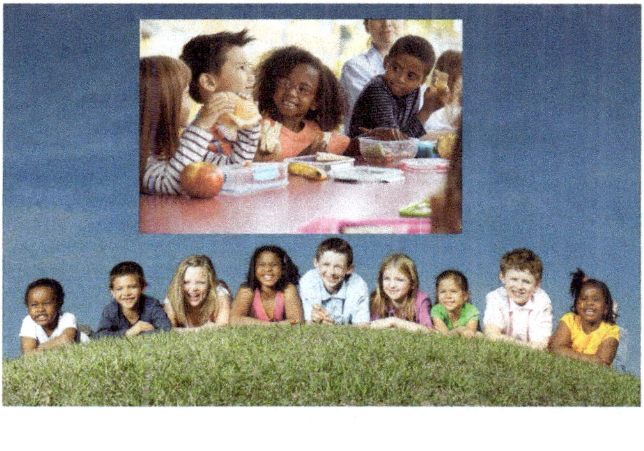

Introducción

Los pacientes pediátricos suelen experimentar una amplia gama de emociones al someterse a tratamiento médico. Atender estas necesidades emocionales con sensibilidad y compasión es crucial para brindar una atención integral que apoye no solo el bienestar físico, sino también el emocional de los niños. Esta sección explora estrategias para abordar las necesidades emocionales de los pacientes pediátricos en distintos grupos de edad, enfatizando la importancia de adaptar los enfoques a las necesidades propias de su etapa de desarrollo y a las particularidades de cada niño.

Comprender las necesidades emocionales en los pacientes pediátricos

Lactantes (0-2 años)

Los lactantes se comunican principalmente mediante el llanto, las expresiones faciales y el lenguaje corporal. Sus necesidades emocionales están estrechamente vinculadas a su comodidad física y a la sensación de seguridad.

Niños pequeños (2-4 años)

Los niños pequeños comienzan a expresarse verbalmente, pero aún dependen en gran medida de sus cuidadores para el apoyo emocional. Pueden experimentar miedo y ansiedad en entornos desconocidos.

Preescolares (4-6 años)

Los niños en edad preescolar poseen habilidades lingüísticas más avanzadas y pueden expresar sus emociones con mayor claridad. Pueden tener miedos específicos relacionados con los procedimientos médicos y una imaginación vívida que puede intensificar sus ansiedades.

Niños en edad escolar (6-12 años)

Comprenden conceptos más complejos y pueden

comunicar sus pensamientos y sentimientos de manera efectiva. Pueden preocuparse por el impacto de su enfermedad en sus actividades cotidianas y sus interacciones sociales.

Adolescentes (12-18 años)

Son capaces de pensamiento abstracto y tienen un fuerte deseo de independencia. Pueden experimentar una variedad de emociones, como ira, frustración y preocupación por su futuro.

Estrategias para abordar las necesidades emocionales

Crear un entorno seguro y de apoyo

1. **Entorno cómodo**: Asegure que el entorno físico sea amigable para los niños, con colores vivos, juguetes y decoraciones que hagan el espacio menos intimidante.

2. **Rutina consistente**: Mantenga una rutina consistente para ayudar a los niños a sentirse seguros y comprender qué esperar durante su visita.

Generar confianza y vínculo

1. **Preséntese**: Preséntese siempre y explique su función al niño y a su familia.

2. **Comunicación a la altura de los ojos**: Colóquese a la altura de los ojos del niño para que la comunicación se sienta más personal y menos intimidante.

3. **Escucha activa**: Escuche con atención las preocupaciones del niño y valide sus sentimientos.

Adaptar la comunicación a la etapa del desarrollo

1. **Use un lenguaje sencillo**: Utilice un lenguaje acorde a la edad y evite la jerga médica al explicar procedimientos o tratamientos.

2. **Apoyos visuales y demostraciones**: Utilice imágenes, modelos y demostraciones para ayudar a explicar lo que sucederá durante los procedimientos médicos.

3. **Narración y juego**: Utilice la narración y el juego para

ayudar a los más pequeños a comprender y afrontar sus experiencias.

Brindar apoyo emocional

1. **Tranquilización y aliento**: Ofrezca tranquilidad y aliento frecuentes, reconociendo la valentía y la cooperación del niño.

2. **Objetos de consuelo**: Permita que los niños lleven objetos de consuelo, como su juguete o manta favoritos, a las consultas y procedimientos médicos.

3. **Participación de los padres**: Anime a los padres a estar presentes e involucrarse en la atención de su hijo, brindando apoyo emocional y consuelo.

Abordar miedos y ansiedades específicos

1. **Preparación previa al procedimiento**: Explique los procedimientos con antelación, utilizando un lenguaje y herramientas acordes a la edad. Permita que el niño haga preguntas y exprese sus miedos.

2. **Técnicas de afrontamiento**: Enseñe y practique técnicas de afrontamiento como la respiración profunda, la visualización o la relajación muscular progresiva.

3. **Métodos de distracción**: Utilice métodos de distracción como videos, juegos o música durante los procedimientos médicos para ayudar a reducir la ansiedad.

Fomentar la expresión de las emociones

1. **Diálogo abierto**: Cree un entorno en el que los niños se sientan seguros para expresar sus emociones y hacer preguntas.

2. **Terapia de arte y de juego**: Utilice la terapia de arte y de juego para ayudar a los niños a expresar sus sentimientos y trabajar sus ansiedades de forma no verbal.

3. **Diario y escritura**: Anime a los niños mayores y a los adolescentes a llevar un diario o escribir sobre sus experiencias y sentimientos.

Brindar apoyo a padres y cuidadores

1. Recursos educativos: Proporcione a los padres recursos educativos que les ayuden a comprender las necesidades emocionales de su hijo y cómo apoyarlo.

2. Asesoramiento y grupos de apoyo: Ofrezca servicios de asesoramiento y grupos de apoyo para padres, para ayudarles a afrontar los desafíos emocionales de cuidar a un hijo enfermo.

3. Fomentar el autocuidado: Recuerde a los padres que cuiden su propio bienestar emocional y físico para poder ser un sistema de apoyo estable para su hijo.

Enfoque multidisciplinario

1. Colaboración con especialistas: Colabore con psicólogos infantiles, trabajadores sociales y otros especialistas para atender de manera integral las necesidades emocionales de los pacientes pediátricos.

2. Planes de atención integrados: Elabore planes de atención integrados que incluyan estrategias para abordar tanto las necesidades físicas como las emocionales del niño. El beneficio más importante de la atención integrada es la mejora de los resultados que experimentan los pacientes.[14]

Beneficios de abordar las necesidades emocionales con sensibilidad y compasión

Mejores resultados para los pacientes

Atender las necesidades emocionales puede favorecer una mejor adherencia al tratamiento, reducir la ansiedad y el estrés, y, en general, mejorar los resultados de salud en los pacientes pediátricos.

Mayor satisfacción del paciente y la familia

Cuando los niños y sus familias se sienten apoyados emocionalmente, es más probable que tengan una experiencia positiva con el sistema de salud y expresen mayores niveles de satisfacción con la atención recibida.

Relaciones más sólidas entre pacientes y profesionales de la salud

La atención compasiva y sensible fomenta la confianza y fortalece la relación entre los profesionales de la salud y las familias, lo que conduce a una comunicación y colaboración más efectivas.

Reducción de los costos de atención de la salud

Al atender las necesidades emocionales y reducir la ansiedad, los profesionales de la salud pueden disminuir potencialmente la necesidad de sedación, reducir la incidencia de complicaciones y acortar la duración de las estancias hospitalarias.

Conclusión

Atender las necesidades emocionales de los pacientes pediátricos con sensibilidad y compasión es esencial para brindar una atención de salud integral y efectiva. Al crear un entorno seguro y de apoyo, generar confianza, adaptar la comunicación a las etapas del desarrollo e involucrar a las familias, los profesionales de la salud pueden mejorar significativamente el bienestar emocional de sus pacientes más jóvenes. Implementar estas estrategias no solo mejora los resultados de salud, sino que también promueve experiencias positivas y relaciones sólidas entre pacientes, familias y profesionales de la salud.

ATENCIÓN CENTRADA EN LA FAMILIA/PROMOCIÓN DE LA RESILIENCIA

ATENCIÓN CENTRADA EN LA FAMILIA Y PROMOCIÓN DE LA RESILIENCIA EN LA ATENCIÓN PEDIÁTRICA

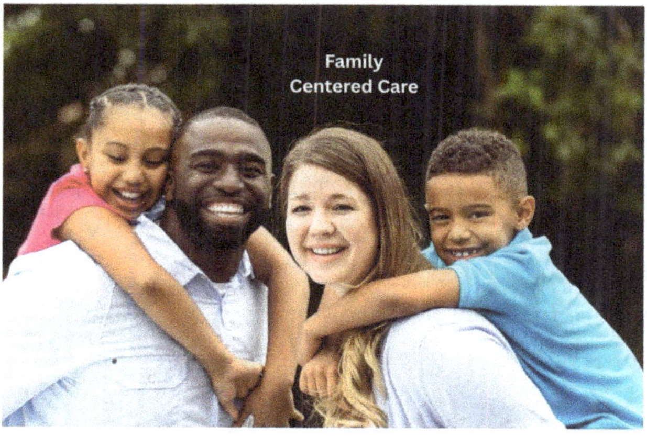

La atención centrada en la familia es un enfoque que reconoce el papel vital que desempeñan las familias en la salud y el bienestar de los pacientes pediátricos. Implica colaborar con las familias para brindar una atención que respete sus necesidades, valores y preferencias. Un aspecto esencial de la atención centrada en la familia es fomentar la resiliencia en los niños y sus familias, ayudándoles a afrontar y superar los desafíos que plantean los problemas de salud. Esta sección explora los principios de la atención centrada en la familia, la importancia de fomentar la resiliencia y las estrategias que los profesionales de la salud pueden emplear para apoyar a las familias mediante intervenciones orientadas al desarrollo de la resiliencia, estrategias de afrontamiento y redes de apoyo.

Atención centrada en la familia

Principios de la atención centrada en la familia

1. **Respeto y dignidad**: Los profesionales de la salud escuchan y respetan las perspectivas y decisiones de los pacientes y sus familias. Los conocimientos, valores, creencias y antecedentes culturales de las familias se incorporan a la planificación y la prestación de la atención.

2. **Intercambio de información**: Los profesionales se comunican y comparten información completa e imparcial con las familias de formas que validen y resulten útiles. Las familias reciben información oportuna, completa y precisa para participar de manera efectiva en la atención y la toma de decisiones.

3. **Participación**: Se anima y apoya a las familias a participar en la atención y la toma de decisiones en el nivel que elijan.

4. **Colaboración**: Pacientes, familias y profesionales colaboran en la elaboración de políticas y programas, su implementación y evaluación, así como en la prestación de la atención.

Beneficios de la atención centrada en la familia

1. Mayor satisfacción del paciente y la familia: Las familias se sienten respetadas y valoradas, lo que conlleva una mayor satisfacción con la experiencia de atención de salud.

2. Mejores resultados de salud: La participación de las familias en la atención conduce a una mejor adherencia a los planes de tratamiento, menos ansiedad y mejores resultados de salud para los niños.

3. Relaciones más sólidas entre familias y profesionales: La colaboración y la comunicación abierta fomentan la confianza y fortalecen las relaciones entre las familias y los profesionales de la salud.

Fomentar la resiliencia frente a la adversidad

Comprender la resiliencia

La resiliencia es la capacidad de adaptarse y recuperarse de la adversidad, el estrés o el trauma. Implica una combinación de fortalezas internas y recursos externos que ayudan a las personas y a las familias a afrontar los desafíos y salir fortalecidas.

Importancia de la resiliencia en la atención pediátrica

1. Afrontamiento de los desafíos médicos: La resiliencia ayuda a los niños y a las familias a gestionar el estrés emocional y psicológico asociado con la enfermedad, el tratamiento y la hospitalización.

2. Bienestar a largo plazo: Desarrollar la resiliencia contribuye al bienestar mental y emocional a largo plazo, ayudando a mantener una actitud positiva a pesar de los desafíos de salud continuos.

3. Empoderamiento y confianza: Las familias resilientes se sienten más empoderadas y seguras de su capacidad para afrontar desafíos futuros, lo que se traduce en un mejor manejo general de la salud.

Estrategias para desarrollar la resiliencia

Intervenciones para el desarrollo de la resiliencia

1. **Refuerzo positivo y estímulo**: Ofrecer comentarios positivos y estímulo para ayudar a los niños y a las familias a reconocer sus fortalezas y logros.

2. **Actividades de desarrollo de habilidades**: Involucrar a los niños en actividades que desarrollen habilidades de resolución de problemas, autoeficacia y regulación emocional.

3. **Intervenciones terapéuticas**: Utilizar terapias como la terapia cognitivo-conductual (TCC) y la terapia de juego para ayudar a los niños a desarrollar estrategias de afrontamiento y resiliencia.

Estrategias de afrontamiento

1. **Técnicas de manejo del estrés**: Enseñar a los niños y a las familias técnicas de manejo del estrés, como la respiración profunda, la atención plena y los ejercicios de relajación.

2. **Rutinas saludables**: Fomentar el establecimiento de rutinas saludables, incluido un sueño adecuado y regular, comidas nutritivas y actividad física, para promover el bienestar general.

3. **Establecimiento de objetivos**: Ayudar a las familias a fijar objetivos realistas y alcanzables, aportando un sentido de propósito y dirección en momentos difíciles.

Redes de apoyo

1. **Grupos de apoyo entre pares**: Facilitar grupos de apoyo entre pares donde las familias puedan compartir experiencias, brindarse apoyo mutuo y aprender de las estrategias de afrontamiento de los demás.

2. **Recursos comunitarios**: Conectar a las familias con recursos comunitarios, como servicios de consejería, programas de asistencia financiera y talleres educativos.

3. **Servicios de apoyo a la familia**: Brindar acceso a servicios de apoyo familiar, incluidos el trabajo social, la capellanía

y los servicios de salud conductual, para atender las diversas necesidades de las familias.

El papel de los profesionales de la salud

Crear un entorno de apoyo

1. Empatía y compasión: Mostrar empatía y compasión en todas las interacciones, reconociendo el impacto emocional y psicológico de los desafíos de salud en los niños y las familias.

2. Espacio seguro para la expresión: Crear un espacio seguro donde los niños y las familias se sientan cómodos expresando sus miedos, preocupaciones y emociones.

Educar y empoderar a las familias

1. Recursos educativos: Proporcionar a las familias recursos educativos sobre la condición de su hijo o hija, las opciones de tratamiento y las estrategias de afrontamiento.

2. Empoderamiento a través del conocimiento: Empoderar a las familias involucrándolas en las decisiones sobre la atención y alentándolas a hacer preguntas y a buscar información.

Colaboración y coordinación de la atención

1. Equipos multidisciplinarios: Colaborar con equipos multidisciplinarios, incluidos médicos/as, enfermeros/as, trabajadores/as sociales y terapeutas, para proporcionar una atención integral y coordinada.

2. Continuidad de la atención: Garantizar la continuidad de la atención manteniendo una comunicación y colaboración abiertas entre todos los miembros del equipo de salud.

PAPEL DE LOS PROFESIONALES DE LA SALUD

CONCLUSIÓN

La atención centrada en la familia y el desarrollo de la resiliencia son componentes integrales de la atención pediátrica. Al respetar e involucrar a las familias, los profesionales de la salud pueden crear un entorno de apoyo que fomente la confianza, aumente la satisfacción del paciente y mejore los resultados de salud. Desarrollar la resiliencia en los niños y sus familias mediante intervenciones específicas, estrategias de afrontamiento eficaces y sólidas redes de apoyo los faculta para enfrentar los desafíos de la enfermedad y salir más fuertes. Invertir en estos enfoques no solo beneficia a los pacientes y a las familias de manera individual, sino que también fortalece el sistema de salud en su conjunto, promoviendo un modelo de atención más compasivo y eficaz.

CAPÍTULO DOS

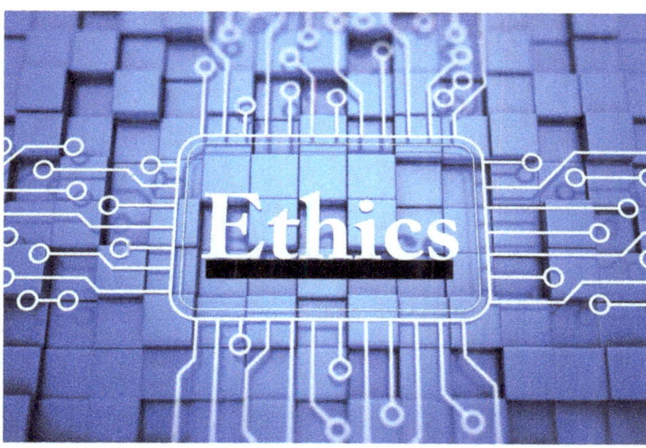

CONSIDERACIONES ÉTICAS

CONSIDERACIONES ÉTICAS EN LA ATENCIÓN DE LA SALUD PEDIÁTRICA

Introduccion

Las consideraciones éticas en la atención de la salud pediátrica son complejas y multifacéticas, e implican el delicado equilibrio entre los derechos y el interés superior del niño, el papel de la familia y las responsabilidades de los profesionales de la salud. Los temas clave incluyen el consentimiento informado, la privacidad y la atención al final de la vida. Los profesionales de la salud se enfrentan con frecuencia a dilemas éticos y deben navegar estos desafíos con compasión e integridad. Este capítulo explora estas cuestiones éticas y ofrece orientación para abordarlas de manera que se respeten los principios éticos y se promueva el bienestar de los pacientes pediátricos y sus familias.

Consentimiento informado en la atención de la salud pediátrica

El concepto de consentimiento informado

El consentimiento informado es el proceso mediante el cual los pacientes o sus representantes legales reciben información completa sobre un procedimiento o tratamiento médico, comprenden sus riesgos y beneficios, y aceptan voluntariamente someterse a él. En la atención de la salud pediátrica, obtener el consentimiento informado implica tanto a los padres o tutores como, cuando corresponda, al propio niño.

Desafíos del consentimiento informado pediátrico

1 **Capacidad y comprensión**: La capacidad de los niños para comprender la información médica varía según la edad y la etapa del desarrollo. Evaluar su capacidad para entender y participar en el proceso de toma de decisiones es fundamental.

2 **Autoridad parental y asentimiento del niño**: Los padres o tutores generalmente brindan el consentimiento para los menores, pero involucrar al niño y obtener su asentimiento respeta su autonomía en desarrollo y fomenta su participación en su atención.

3 **Conflicto de intereses**: Pueden darse situaciones en las que las decisiones de los padres no se alineen con lo que los profesionales de la salud consideran que es el interés superior del niño, lo que genera dilemas éticos.

Mejores prácticas para el consentimiento informado

1 **Comunicación adecuada al desarrollo**: Adaptar las explicaciones al nivel de desarrollo del niño, utilizando un lenguaje y conceptos que pueda entender.

2 **Toma de decisiones compartida**: Involucrar al niño en el proceso de toma de decisiones tanto como sea posible, respetando su autonomía creciente y fomentando su opinión.

3 **Comunicación clara y transparente**: Asegurar que los padres o tutores reciban información clara, completa e imparcial sobre los tratamientos propuestos, los riesgos, los beneficios y las alternativas.

Privacidad y confidencialidad

Importancia de la privacidad y la confidencialidad

La privacidad y la confidencialidad son derechos fundamentales en la atención de la salud, y garantizan la protección de la información personal y médica. En pediatría, proteger estos derechos es esencial para mantener la confianza entre pacientes, familias y profesionales de la salud.

Desafíos en la privacidad pediátrica

1 **Acceso de los padres a la información**: Equilibrar el derecho del niño a la privacidad con la necesidad de información de los padres puede ser un reto, especialmente a medida que los niños se acercan a la adolescencia.

2 **Confidencialidad en asuntos sensibles**: Asuntos como la salud sexual, la salud mental y conductual, y el consumo de sustancias pueden requerir consideraciones especiales para respetar la privacidad y la confidencialidad del niño.

3 **Registros electrónicos de salud**: El uso creciente de los registros electrónicos de salud (RCE, EHR) plantea retos para mantener la confidencialidad, ya que la información puede ser más fácilmente accesible o compartida.

GARANTIZAR LA PRIVACIDAD Y LA CONFIDENCIALIDAD

Mejores prácticas para garantizar la privacidad y la confidencialidad

1 Confidencialidad adecuada a la edad: Aumentar gradualmente el nivel de confidencialidad brindado al niño a medida que madura, respetando su capacidad en evolución para la privacidad.

2 Políticas claras y comunicación: Elaborar y comunicar políticas claras sobre confidencialidad tanto a los niños como a sus familias, explicando cómo se protegerá y compartirá la información.

3 Sistemas de información seguros: Implementar medidas de seguridad sólidas para los RCE a fin de proteger la información del paciente contra accesos no autorizados o brechas de seguridad.

Atención al final de la vida

Consideraciones éticas en la atención pediátrica al final de la vida

La atención al final de la vida en pediatría conlleva desafíos éticos particulares, ya que las decisiones deben equilibrar el interés superior del niño, los deseos de la familia y las responsabilidades de los profesionales de la salud.

1 **Interés superior del niño**: Determinar qué constituye el interés superior del niño puede ser complejo e implica considerar la calidad de vida, el sufrimiento potencial y los deseos expresados por el niño.

2 **Toma de decisiones de los padres**: Los padres o tutores suelen afrontar desafíos emocionales profundos al tomar decisiones de final de vida para sus hijos, y sus perspectivas deben abordarse con sensibilidad.

3 **Cuidados paliativos**: Integrar los principios de los cuidados paliativos, incluido el manejo del dolor, el apoyo emocional y las consideraciones sobre la calidad de vida, es esencial en la atención al final de la vida.

Mejores prácticas para la atención al final de la vida

1 **Comunicación integral**: Mantener una comunicación abierta, honesta y compasiva con las familias, proporcionando información clara y acompañándolas en decisiones difíciles.

2 **Enfoque multidisciplinario**: Utilizar un equipo multidisciplinario para brindar una atención integral, que incluya apoyo médico, psicológico y espiritual para el niño y su familia.

3 **Respeto por la autonomía**: Cuando sea posible, involucrar al niño en las conversaciones sobre su atención y respetar sus preferencias y valores, equilibrándolo con la opinión de los padres y el juicio profesional.

Afrontar los dilemas éticos

Dilemas éticos comunes en la atención de la salud pediátrica

1 **Rechazo del tratamiento**: Los padres pueden rechazar tratamientos recomendados para su hijo, lo que genera conflictos entre respetar la autoridad parental y garantizar el interés superior del niño.

2 **Asignación de recursos**: Las decisiones sobre la asigna-

ción de recursos limitados, como trasplantes de órganos o tratamientos experimentales, pueden plantear desafíos éticos.

3 Creencias culturales y religiosas: Las diferencias en creencias culturales y religiosas sobre la atención médica pueden generar dilemas éticos y requieren una negociación sensible.

Estrategias para afrontar los dilemas éticos

1 Consultas de ética: Solicitar la opinión de comités o consultores de ética para ayudar a resolver cuestiones éticas complejas y ofrecer orientaciones equilibradas y bien fundadas.

2 Colaboración interdisciplinaria: Trabajar en colaboración con un equipo interdisciplinario, que incluya expertos médicos, legales, de trabajo social y en ética, para abordar los dilemas éticos desde múltiples perspectivas.

3 Educación continua: Participar en una educación continua sobre principios y dilemas éticos en la atención pediátrica para mejorar los conocimientos y la preparación ante retos éticos.

Conclusión

Las consideraciones éticas en la atención de la salud pediátrica requieren prestar especial atención al consentimiento informado, la privacidad y la atención al final de la vida, entre otros temas. Los profesionales de la salud deben afrontar estos desafíos con compasión e integridad, asegurando que el interés superior del niño sea siempre prioritario, al tiempo que se respetan los roles y los derechos de las familias. Al aplicar mejores prácticas en comunicación, toma de decisiones y colaboración multidisciplinaria, los profesionales de la salud pueden sostener los principios éticos y promover el bienestar de los pacientes pediátricos y sus familias.

Mejora continua

En la búsqueda de la excelencia en la atención de la salud pediátrica, la mejora continua es esencial. La atención compasiva en pediatría no es solo una práctica, sino una filosofía: un compromiso con el cuidado y el desarrollo de las vidas jóvenes que se nos confían. Al adoptar la empatía, fomentar la resiliencia y priorizar el bienestar holístico de los pacientes pediátricos y sus familias, podemos crear un futuro más brillante y saludable para las generaciones venideras.

En este libro, el objetivo es ofrecer a los profesionales de la salud una guía integral para integrar la compasión en todos los aspectos de la atención pediátrica, transformando en última instancia la experiencia de atención de la salud para los niños y sus familias.

CONCEPTOS FUNDAMENTALES DE SEGURIDAD

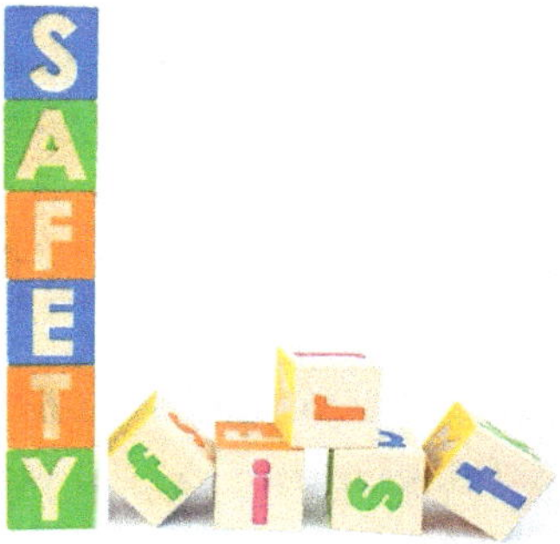

CONCEPTOS FUNDAMENTALES DE SEGURIDAD EN LA ATENCIÓN PEDIÁTRICA

Refugio seguro: garantizar la excelencia de la atención pediátrica mediante protocolos de seguridad

La seguridad es primordial en la atención pediátrica. Todo

niño merece recibir atención en un entorno que priorice su bienestar y minimice el riesgo de daño. Esta sección sirve como guía integral de protocolos de seguridad y mejores prácticas en la atención pediátrica, y empodera a los profesionales de la salud para crear entornos seguros y protegidos para los pacientes pediátricos.

La seguridad en la atención pediátrica es primordial debido a las vulnerabilidades únicas de los pacientes pediátricos. Garantizar la seguridad de los niños en los entornos sanitarios implica proteger su bienestar físico, emocional y psicológico. Implementar protocolos de seguridad sólidos y estrategias de prevención de errores médicos es esencial para mitigar riesgos y promover una cultura de seguridad. Esta sección explora conceptos fundamentales de seguridad, las vulnerabilidades específicas de los pacientes pediátricos y estrategias eficaces para prevenir errores médicos, incluidos la seguridad de la medicación, el control de infecciones y los protocolos de identificación del paciente.

Conceptos fundamentales de seguridad en la atención pediátrica

Vulnerabilidades únicas de los pacientes pediátricos

1. Aspectos del desarrollo: Las etapas del desarrollo físico y cognitivo de los niños pueden afectar su capacidad para comprender y comunicar sus necesidades de salud.

2. Diferencias fisiológicas: Los pacientes pediátricos presentan respuestas fisiológicas a los medicamentos y tratamientos distintas a las de los adultos, lo que exige dosis y enfoques específicos según la edad.

3. Dependencia de los cuidadores: Los niños dependen en gran medida de sus cuidadores para su atención, por lo que es crucial involucrar y educar a las familias en las prácticas de seguridad.

4. Impacto emocional y psicológico: La hospitalización y los procedimientos médicos pueden ser especialmente estresantes para los niños, afectando su bienestar emocional y psicológico.

Importancia de protocolos de seguridad sólidos

1. Prevención del daño: Los protocolos de seguridad ayudan a prevenir el daño físico, los errores médicos y los eventos adversos, garantizando un entorno seguro para los pacientes pediátricos.

2. Promoción de la confianza: Garantizar la seguridad genera confianza entre los profesionales de la salud, los pacientes y las familias, esencial para una atención eficaz.

3. Mejora de los resultados: La implementación de medidas de seguridad contribuye a mejores resultados en salud y a la satisfacción general del paciente.

Estrategias para prevenir errores médicos

Seguridad de la medicación

1. Dosificación basada en el peso: Utilice cálculos de dosificación basados en el peso para asegurar dosis precisas de medicamentos en pacientes pediátricos.

2. Sistemas de doble verificación: Implemente sistemas de doble verificación para medicamentos de alto riesgo, involucrando a dos profesionales de la salud en el proceso de verificación.

3. Protocolos estandarizados: Elabore y cumpla protocolos estandarizados para la prescripción, dispensación y administración de medicamentos.

4. Educación del paciente y la familia: Eduque a los pacientes y las familias sobre la administración de medicamentos, los posibles efectos secundarios y la importancia de adherirse a los regímenes prescritos.

Control de infecciones

1. Higiene de manos: Enfatice la importancia de la higiene de manos entre profesionales de la salud, pacientes y familias para prevenir la propagación de infecciones.

2. Vacunación: Asegúrese de que todo el personal de salud esté al día con sus vacunas para proteger contra enfermedades transmisibles.

3. Esterilización y desinfección: Siga protocolos estrictos de esterilización y desinfección para el equipo médico y las áreas de atención.

4. Precauciones de aislamiento: Implemente las precauciones de aislamiento apropiadas para pacientes con enfermedades contagiosas a fin de prevenir infecciones cruzadas.

MEJORES PRÁCTICAS PARA MITIGAR RIESGOS

Protocolos de identificación del paciente

1. Identificación precisa: Utilice múltiples identificadores (por ejemplo, nombre, fecha de nacimiento) para verificar la identidad del paciente antes de administrar tratamientos o procedimientos.

2. Sistemas de códigos de barras: Implemente sistemas de escaneo de códigos de barras para la identificación del paciente y la administración de medicamentos con el fin de reducir errores.

3. Comunicación clara: Garantice una comunicación clara y eficaz entre los miembros del equipo de salud en relación con la identificación del paciente y los planes de atención.

4. Educación y capacitación: Proporcione educación y capacitación continuas a los profesionales de la salud sobre la importancia de la identificación precisa del paciente y los protocolos a seguir.

Mejores prácticas para mitigar riesgos y promover la seguridad del paciente

Creación de una cultura de seguridad

1. Compromiso del liderazgo: Asegure que el liderazgo de la organización esté comprometido con promover una cultura de seguridad, enfatizando su importancia en todos los niveles.

2. Sistemas de notificación de seguridad: Implemente sistemas de notificación no punitivos para preocupaciones de seguridad e incidentes sin daño a fin de fomentar la notificación y el aprendizaje a partir de los incidentes.

3. Capacitación y educación periódicas: Proporcione capacitación y educación continua a los profesionales de la salud sobre protocolos de seguridad, prevención de errores y mejores prácticas.

Implementación de protocolos de seguridad

1. Listas de verificación y protocolos: Utilice listas de verificación y protocolos estandarizados para guiar la práctica clínica y reducir la variabilidad en la atención.

2. Tecnología e innovación: Aproveche la tecnología, como los Registros Electrónicos de Salud (EHR/RCE) y los sistemas de entrada computarizada de órdenes médicas (CPOE), para mejorar la precisión y reducir errores.

3. Atención basada en equipos: Promueva enfoques de atención basada en equipos que destaquen la colaboración, la comunicación y la responsabilidad compartida por la seguridad del paciente.

Participación del paciente y la familia

1. Educación e implicación: Eduque a los pacientes y las familias sobre las prácticas de seguridad e involúcrelos en las decisiones de atención para mejorar su comprensión y adherencia a las medidas de seguridad.

2. Mecanismos de retroalimentación: Establezca mecanismos de retroalimentación para que los pacientes y las familias compartan preocupaciones de seguridad y sugerencias de mejora.

Mejora continua

1. Análisis de causa raíz: Realice análisis de causa raíz de los eventos adversos e incidentes sin daño para identificar problemas subyacentes e implementar acciones correctivas.

2. Iniciativas de mejora de la calidad: Participe en iniciativas de mejora continua de la calidad enfocadas en identificar, implementar y evaluar intervenciones para mejorar la seguridad del paciente.

3. Garantizar la seguridad de las instalaciones

La creación de un entorno seguro exige centrarse en garantizar la seguridad de las instalaciones, tan importante como otros protocolos de seguridad para brindar una atención pediátrica segura y de calidad.

CAPÍTULO TRES

CREACIÓN DE UN ENTORNO SEGURO EN LAS INSTALACIONES DE ATENCIÓN PEDIÁTRICA

Crear un entorno seguro en la atención pediátrica va más allá de las prácticas clínicas e incluye la infraestructura física de las instalaciones sanitarias. Esto abarca el diseño de los edificios, el mantenimiento del equipo y los planes de preparación ante emergencias. Priorizar la seguridad de las instalaciones es esencial para minimizar los riesgos y garantizar un entorno seguro para los pacientes pediátricos, sus familias y el personal de salud. Este capítulo explora los aspectos clave para crear un entorno físico seguro en los entornos de atención pediátrica y ofrece estrategias para implementar las mejores prácticas.

Diseño de edificios orientado a la seguridad

Diseño seguro y amigable para la infancia

1. Espacios adecuados a la edad: Diseñe espacios que atiendan a distintos grupos de edad con mobiliario, juguetes y actividades apropiadas para reducir la ansiedad y crear un ambiente acogedor.

2. Áreas de juego seguras: Incluya áreas de juego designadas que sean seguras y visibles para padres y personal, minimizando el riesgo de accidentes.

Control de infecciones mediante el diseño

1. Salas de espera separadas: Diseñe salas de espera separadas para niños enfermos y sanos a fin de reducir el riesgo de infecciones cruzadas.

2. Estaciones de higiene de manos: Instale estaciones de higiene de manos en lugares clave, como entradas, salas de exploración y cerca de los baños, para fomentar el lavado frecuente de manos.

Accesibilidad y movilidad

1. Diseño universal: Garantice que las instalaciones sean accesibles para niños con discapacidad, incluyendo rampas, ascensores y puertas de tamaño adecuado.

2. Orientación: Implemente señalización clara y sencilla para ayudar a las familias a orientarse fácilmente en las instalaciones y reducir el estrés.

Elementos de seguridad

1. Pisos antideslizantes: Utilice materiales de suelo antideslizantes para prevenir caídas, especialmente en áreas propensas a derrames como baños y cafeterías.

2. Ventanas y puertas seguras: Instale cerraduras con seguro infantil en ventanas y puertas para prevenir accidentes y accesos no autorizados.

Mantenimiento del equipo

Inspección y mantenimiento periódicos

1. Revisiones de rutina: Implemente un programa de inspección y mantenimiento regulares del equipo médico y no médico para garantizar su funcionalidad y seguridad.

2. Reparaciones oportunas: Establezca protocolos para atender y reparar con prontitud cualquier avería o daño del equipo a fin de prevenir accidentes.

Formación y competencia

1. Capacitación del personal: Proporcione formación integral al personal sobre el uso y mantenimiento adecuados del equipo para minimizar errores y accidentes.

,

2. Evaluaciones de competencias: Realice evaluaciones periódicas de competencias para garantizar que el personal sea competente en el uso y el mantenimiento seguro de los equipos.

Preparación para emergencias

Planes de emergencia integrales

1. Planes de respuesta ante emergencias: Elabore y actua-

lice periódicamente planes de respuesta ante emergencias integrales que abarquen diversos escenarios, como incendios, desastres naturales y emergencias médicas.

2. Rutas de evacuación: Señale claramente y practique regularmente las rutas de evacuación para asegurar que todo el personal y las familias conozcan los procedimientos.

Simulacros y capacitación regulares

1. Simulacros de emergencia: Realice simulacros de emergencia periódicos para poner a prueba la eficacia de los planes de respuesta e identificar áreas de mejora.

2. Capacitación del personal: Brinde capacitación continua al personal sobre los procedimientos de emergencia, incluido el uso de equipos de emergencia y los primeros auxilios.

Crear una cultura de seguridad

Compromiso del liderazgo

1. La seguridad como prioridad: Garantice que la seguridad sea una prioridad máxima para la organización, con un compromiso visible por parte del liderazgo para apoyar las iniciativas de seguridad.

2. Comunicación abierta: Promueva un entorno en el que el personal se sienta cómodo informando preocupaciones de seguridad y cuasiincidentes sin temor a represalias.

Mejora continua

1. Auditorías periódicas: Realice auditorías de seguridad periódicas para identificar peligros potenciales y áreas de mejora (es decir, dos veces al año).

2. Mecanismos de retroalimentación: Implemente sistemas para recopilar y actuar sobre la retroalimentación del personal, los pacientes y las familias, a fin de mejorar continuamente las medidas de seguridad.

Ejemplos de implementación de protocolos:

1: Diseño de una sala pediátrica amigable para los niños

Un hospital pediátrico diseña su nueva sala con aportes de

especialistas en desarrollo infantil y de las familias. El resultado es un entorno vibrante y amigable para los niños, con áreas de juego adecuadas para la edad, pisos antideslizantes y ventanas seguras. Este diseño no solo mejora la seguridad, sino que también enriquece la experiencia general de los niños y las familias.

2: Programa eficaz de mantenimiento de equipos

Un centro de salud comunitario implementa un sólido programa de mantenimiento de equipos, que incluye inspecciones regulares y reparaciones oportunas. El personal recibe capacitación continua sobre el uso de los equipos y la seguridad. Este enfoque proactivo reduce los accidentes relacionados con los equipos y garantiza una atención confiable.

3: Simulacro exitoso de preparación para emergencias

Una clínica pediátrica realiza un simulacro integral de incendio, involucrando al personal, a los pacientes y a las familias. El simulacro identifica varias áreas de mejora, incluidas señalizaciones más claras y una capacitación más frecuente. Tras abordar estos aspectos, la clínica informa de una mayor confianza en su capacidad de respuesta ante emergencias.

Conclusión

Crear un entorno seguro en las instalaciones de atención pediátrica requiere un enfoque integral que va más allá de las prácticas clínicas. Al centrarse en el diseño de las instalaciones, el mantenimiento de los equipos y la preparación para emergencias, las organizaciones de salud pueden minimizar los riesgos y crear un entorno seguro para los pacientes pediátricos, las familias y el personal. Priorizar la seguridad de las instalaciones no solo previene accidentes y emergencias, sino que también fomenta una cultura de seguridad y confianza, lo que en última instancia mejora la calidad de la atención brindada. Mediante la mejora continua y el compromiso con la seguridad, los centros de salud pueden garantizar un entorno seguro y acogedor para todos.Al promover una cultura de seguridad, involucrar a pacientes y familias y comprometerse con la mejora continua, los profesionales de la salud pueden proteger el bienestar físico, emocional y psicológico de los niños y garantizar un entorno de atención seguro y de apoyo.

SEGURIDAD GENERAL EN LA ATENCIÓN PEDIÁTRICA - MEJORES PRÁCTICAS

Prácticas seguras de medicación y prevención de infecciones

Garantizar la seguridad y el bienestar de los pacientes pediátricos requiere una atención meticulosa a las prácticas de medicación, la prevención de infecciones y el transporte seguro de pacientes. Esta sección describe las mejores prácticas para prescribir, administrar y monitorizar medicamentos en pacientes pediátricos, destaca la importancia de prevenir las infecciones asociadas a la atención de la salud y analiza estrategias para el transporte seguro de pacientes.

Prácticas seguras de medicación

Mejores prácticas para la prescripción de medicamentos

1. Cálculos precisos de dosis: Las dosis pediátricas deben calcularse según el peso o la superficie corporal para evitar la infradosificación o la sobredosificación. Verifique siempre los cálculos por duplicado y utilice herramientas de dosificación estandarizadas.

2. Formulaciones apropiadas para la edad: Seleccione

medicamentos adecuados para la edad del niño, considerando formulaciones líquidas para los niños pequeños que no pueden tragar comprimidos.

3. Historial de medicación completo: Recopile un historial de medicación completo, incluidos los medicamentos de venta libre, los suplementos y cualquier alergia, para prevenir interacciones farmacológicas adversas. Realice la conciliación de la medicación en cada visita.

Administración de medicamentos

1. Sistema de doble verificación: Implemente un sistema de doble verificación en el que dos profesionales de la salud confirmen el medicamento, la dosis y la identidad del paciente antes de la administración. Verifique la fecha de vencimiento antes de administrar el medicamento.

2. Participación de los padres: Eduque a los padres, madres y/o tutores sobre los medicamentos que recibe su hijo, incluyendo el propósito, la dosificación y los posibles efectos secundarios. Involúcrelos en el proceso de administración cuando sea apropiado. Adviértales que no aumenten ni disminuyan las dosis sin la autorización del profesional de la salud.

3. Técnicas adaptadas a los niños: Utilice técnicas de distracción, como contar historias o usar juguetes, para aliviar la ansiedad del niño durante la administración de medicamentos.

Seguimiento y conciliación por parte de los profesionales

1. Seguimiento regular: Supervise al niño para detectar cualquier reacción adversa o efecto secundario después de la administración del medicamento. Ajuste las dosis según sea necesario en función de la respuesta y los efectos secundarios.

2. Conciliación de la medicación: Realice una conciliación exhaustiva de la medicación cuando se hospitalice al paciente, en cada transición asistencial (p. ej., ingreso, traslado, alta) o durante cada consulta, para garantizar la exactitud y la continuidad en el manejo de la medicación.

Reducción de errores de medicación

1. Sistemas de prescripción electrónica: Utilice sistemas de prescripción electrónica con controles de seguridad integrados para reducir los errores relacionados con la escritura manual, los cálculos de dosis y las interacciones farmacológicas.

2. Protocolos estandarizados: Desarrolle y cumpla protocolos estandarizados para medicamentos y procesos de alto riesgo, como la quimioterapia y la anestesia.

3. Educación continua: Proporcione educación y capacitación continuas a los profesionales de la salud sobre prácticas seguras de medicación y estrategias de prevención de errores.

Prevención de las infecciones asociadas a la atención de la salud (IAAS)

Importancia de la prevención y control de infecciones

1. Poblaciones vulnerables: Los pacientes pediátricos, especialmente los neonatos y los niños inmunodeprimidos, son altamente susceptibles a las infecciones. Prevenir las IAAS es fundamental para proteger a estas poblaciones vulnerables.

2. Reducción de la morbilidad y la mortalidad: Las medidas eficaces de prevención de infecciones reducen la incidencia de IAAS, lo que a su vez disminuye la morbilidad, la mortalidad y los costos sanitarios.

Protocolos de higiene de manos

1. Lavado de manos frecuente: Los profesionales de la salud, los pacientes y los visitantes deben practicar el lavado frecuente de manos con agua y jabón o utilizar desinfectantes de manos a base de alcohol, especialmente antes y después del contacto con el paciente.

2. Educación y monitoreo del cumplimiento: Eduque a todo el personal sobre la importancia de la higiene de manos y supervise regularmente el cumplimiento para asegurar la adherencia a los protocolos.

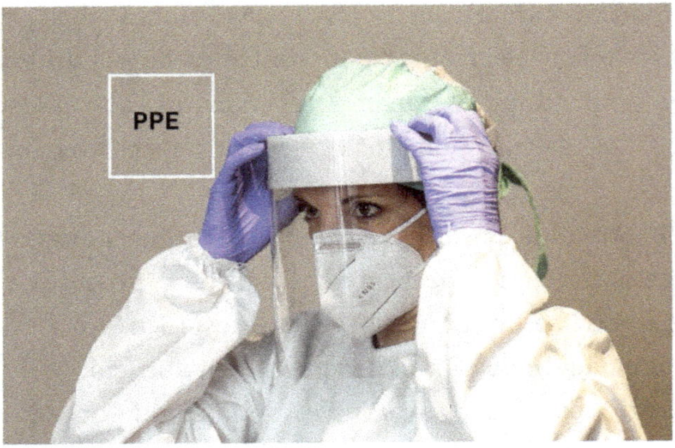

Técnicas asépticas

1. Procedimientos estériles: Utilice técnicas asépticas durante los procedimientos invasivos, como la colocación de catéteres y las curaciones de heridas, para minimizar el riesgo de introducir infecciones.

2. Uso adecuado del equipo de protección personal (EPP): Asegúrese de que los profesionales de la salud utilicen el EPP apropiado, como guantes, mascarillas y batas, al realizar procedimientos o atender a pacientes en aislamiento.

Prácticas de limpieza ambiental

1. Limpieza rutinaria: Implemente la limpieza y desinfección rutinarias de todas las áreas de los pacientes, incluidas las superficies, los equipos y las áreas de alto contacto, utilizando desinfectantes aprobados por la OSHA (Administración de Seguridad y Salud Ocupacional de EE. UU.), excluyendo la nebulización de desinfectantes en áreas de atención al paciente. Las normas y directrices de la OSHA desempeñan un papel clave en la eliminación o minimización de los riesgos y son fundamentales para garantizar un entorno de trabajo seguro y saludable.

2. Respuesta ante brotes: Establezca protocolos para la limpieza y desinfección reforzadas durante brotes de enfermedades infecciosas, con el fin de contener y prevenir la propagación de infecciones.

Transporte seguro de pacientes

Mejores prácticas para el transporte seguro de pacientes

1. Equipo adecuado: Utilice equipo adecuado a la edad y al tamaño, como incubadoras de transporte pediátrico o sillas de ruedas especializadas, para garantizar la seguridad y la comodidad del niño durante el traslado.

2. Protocolos claros de comunicación: Establezca protocolos claros de comunicación entre el equipo remitente y el equipo receptor para asegurar la continuidad de la atención. Incluya informes de traspaso detallados y actualizaciones sobre el estado del paciente.

3. Participación de los cuidadores: Involucre a los cuidadores en el proceso de transporte cuando sea posible. Su presencia puede brindar apoyo emocional al niño y ayudar a reducir la ansiedad.

Ejemplos:

1: Implementación de un sistema de doble verificación para la administración de medicamentos

Un hospital pediátrico adopta un sistema de doble verificación en el que dos profesionales de enfermería verifican de forma independiente el medicamento, la dosis y la identidad del paciente antes de la administración. Esta práctica reduce significativamente los errores de medicación y mejora la seguridad del paciente.

2: Iniciativa para el cumplimiento de la higiene de manos

Una clínica pediátrica lanza una campaña de higiene de manos que incluye la formación del personal, la supervisión periódica del cumplimiento y la instalación de estaciones adicionales de desinfección de manos. La iniciativa da como resultado una disminución marcada de las infecciones asociadas a la atención sanitaria.

3: Transporte seguro de neonatos en estado crítico

Una unidad de cuidados intensivos neonatales (UCIN) implementa un equipo de transporte especializado equipado con incubadoras de transporte neonatal avanzadas y formado en reanimación neonatal. Este equipo dedicado garantiza el transporte seguro y eficaz de neonatos en estado crítico a centros de atención terciaria.

Conclusión:

Las prácticas seguras de medicación, las medidas eficaces de prevención y control de infecciones y el transporte seguro de pacientes son componentes esenciales de la atención pediátrica. Al adoptar las mejores prácticas en estas áreas, las organizaciones sanitarias pueden mejorar significativamente la calidad de la atención brindada a los pacientes pediátricos, minimizar los riesgos y promover resultados positivos en salud. La educación continua, la adhesión rigurosa a los protocolos y el fomento de una cultura de seguridad son clave para proteger la salud y el bienestar de los pacientes pediátricos y garantizar un entorno seguro para todos.

PREPARACIÓN Y RESPUESTA ANTE EMERGENCIAS EN ENTORNOS DE ATENCIÓN PEDIÁTRICA

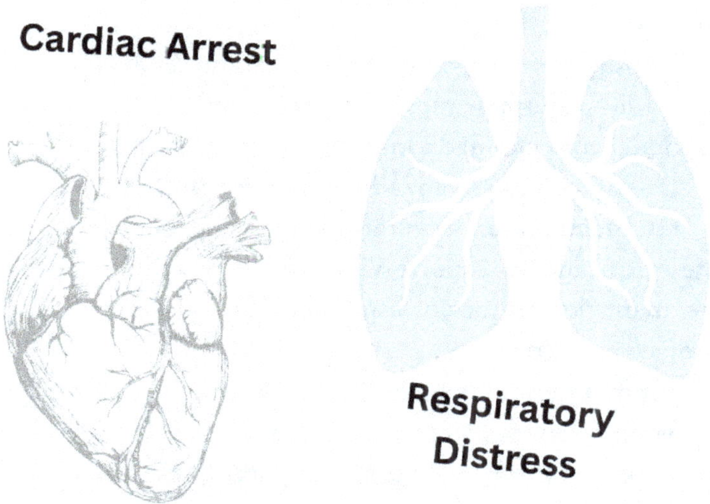

La preparación y la respuesta ante emergencias son componentes fundamentales de la atención pediátrica, ya que los niños son especialmente vulnerables durante emergencias como el paro cardíaco, la dificultad respiratoria y los desastres naturales. El manejo eficaz de estas emergencias requiere una planificación minuciosa, capacitación integral, simulacros periódicos y una sólida colaboración interdisciplinaria. Esta sección describe estrategias para manejar diversas emergencias en entornos de atención pediátrica, haciendo hincapié en la importancia de la preparación y de una respuesta coordinada.

Estrategias para el manejo de emergencias pediátricas

Paro cardíaco

1. Reconocimiento e intervención tempranos

- **Sistemas de monitoreo**: Utilizar sistemas de monitoreo continuo para detectar signos tempranos de compromiso cardíaco.
- **Equipos de respuesta rápida**: Establecer equipos pediátricos de respuesta rápida capacitados para reconocer y responder con celeridad a los signos de paro cardíaco.

2. Soporte Vital Avanzado Pediátrico (PALS)

- **Capacitación**: Asegurar que todo el personal pertinente esté certificado en Soporte Vital Avanzado Pediátrico (PALS), que abarca los protocolos específicos para el manejo del paro cardíaco pediátrico.

Equipamiento: Dotar todas las áreas críticas con equipo de reanimación específico para pediatría, incluidos desfibriladores con parches pediátricos, y asegurar que el personal sepa utilizarlos.

3. Cuidados posreanimación

- **Estabilización**: Enfocarse en estabilizar al niño tras la reanimación, incluido mantener una ventilación y circulación adecuadas.

◦ **Monitoreo neurológico**: Vigilar y manejar posibles complicaciones neurológicas posteriores a la reanimación.

Dificultad respiratoria

1. Identificación temprana

◦ **Observación**: Capacitar al personal para identificar signos tempranos de dificultad respiratoria, como aumento del trabajo respiratorio, cianosis y alteración del estado mental.

◦ **Oximetría de pulso**: Utilizar oximetría de pulso para el monitoreo continuo de los niveles de saturación de oxígeno en pacientes de riesgo.

2. Intervenciones inmediatas

◦ **Oxigenoterapia**: Administrar oxígeno de inmediato a los niños que muestren signos de dificultad respiratoria.

◦ **Manejo de la vía aérea**: Estar preparados para proporcionar manejo avanzado de la vía aérea, incluida la intubación si es necesario, y asegurar que el personal esté capacitado en estas técnicas.

3. Soporte respiratorio

◦ **Ventilación mecánica**: Utilizar ventilación mecánica en los pacientes que no pueden mantener por sí mismos una oxigenación y ventilación adecuadas.

◦ **Soporte no invasivo**: Implementar estrategias de ventilación no invasiva, como CPAP o BiPAP, para casos menos graves.

Desastres naturales

1. Planes de preparación ante desastres

◦ **Planes integrales**: Desarrollar planes integrales de preparación ante desastres que incluyan rutas de evacuación, protocolos de comunicación y gestión de recursos.

◦ **Reunificación familiar**: Incluir planes de reunificación familiar para asegurar que los niños se reencuentren con sus familias lo antes posible.

2. Capacitación y simulacros

◦ **Simulacros regulares**: Realizar simulacros de desastres de forma periódica para que el personal esté familiarizado con sus roles y responsabilidades durante una emergencia.

◦ **Colaboración con la comunidad**: Colaborar con los servicios de emergencia locales y organizaciones comunitarias para coordinar los esfuerzos de respuesta.

3. Gestión de recursos

◦ **Acopio de suministros**: Mantener un inventario de suministros esenciales, incluidos medicamentos, equipos médicos y equipo de protección personal (EPP).

◦ **Sistemas de respaldo**: Asegurar que existan y funcionen sistemas de respaldo de energía y agua.

Importancia de la capacitación, los simulacros y la colaboración interdisciplinaria

Programas de capacitación integrales

1. Sesiones de capacitación periódicas

◦ **Desarrollo de habilidades**: Realizar sesiones de capacitación periódicas para que el personal mantenga actualizadas sus habilidades, centrándose en las necesidades específicas de los pacientes pediátricos.

◦ **Aprendizaje basado en escenarios**: Utilizar el aprendizaje basado en escenarios para ofrecer experiencia práctica en el manejo de distintos tipos de emergencias pediátricas.

2. Programas de certificación

◦ **PALS y NRP**: Asegurar que el personal esté certificado en Soporte Vital Avanzado Pediátrico (PALS) y en el Programa de Reanimación Neonatal (NRP), según corresponda.

◦ **Educación continua**: Brindar oportunidades de educación continua para mantener al personal informado sobre las últimas guías y mejores prácticas.

Simulacros

1. Simulacros regulares

◦ **Escenarios realistas**: Realizar simulacros regulares utilizando escenarios realistas para preparar al personal para emergencias reales.

◦ **Sesiones de análisis posterior**: Realizar sesiones de análisis posterior tras los simulacros para comentar lo que salió bien, identificar áreas de mejora y actualizar los protocolos según sea necesario.

2. Simulacros interdisciplinarios

◦ **Capacitación basada en equipos**: Incluir a todos los departamentos pertinentes en los simulacros para promover la colaboración interdisciplinaria y asegurar una respuesta coordinada.

◦ **Definición de roles**: Definir claramente los roles y responsabilidades durante los simulacros para que todos conozcan sus funciones específicas durante una emergencia.

Colaboración interdisciplinaria

1. Planificación colaborativa

◦ **Equipos interdisciplinarios**: Formar equipos interdisciplinarios para elaborar y revisar periódicamente los planes de preparación ante emergencias, asegurando que se contemplen todos los aspectos de la atención del paciente.

◦ **Reuniones periódicas**: Realizar reuniones periódicas con representantes de distintos departamentos para discutir estrategias de preparación y coordinar esfuerzos.

2. Comunicación eficaz

◦ **Protocolos de comunicación**: Establecer protocolos de comunicación claros para asegurar un flujo de información eficiente durante las emergencias.

◦ **Intercambio de información**: Promover el intercambio de información entre los miembros del equipo para mantener a todos informados sobre el estado del paciente y las situaciones cambiantes.

Ejemplos:

1: Respuesta exitosa ante un paro cardíaco

Un hospital pediátrico implementa un equipo de respuesta rápida con capacitación especializada en paro cardíaco pediátrico. La intervención temprana del equipo y la adhesión a los protocolos de Soporte Vital Avanzado Pediátrico (PALS) conducen a una alta tasa de supervivencia en los pacientes pediátricos que experimentan un paro cardíaco.

2: Manejo de la dificultad respiratoria

Una clínica pediátrica integra el monitoreo continuo mediante oximetría de pulso y la capacitación avanzada en manejo de la vía aérea en su protocolo de manejo de la dificultad respiratoria. Estas medidas reducen de manera significativa la incidencia de complicaciones respiratorias graves, lo cual puede ser crucial para prevenir el paro cardíaco pediátrico.

3: Preparación ante desastres naturales

Un hospital comunitario desarrolla un plan integral de preparación ante desastres, que incluye simulacros regulares y colaboración con los servicios de emergencia locales. Durante un gran desastre natural, el hospital evacua a los pacientes con éxito y mantiene los servicios esenciales, garantizando la seguridad y el bienestar de los pacientes pediátricos.

Conclusión

La preparación y la respuesta ante emergencias son esenciales para garantizar la seguridad y el bienestar de los pacientes pediátricos. Al implementar estrategias para el manejo de diversas emergencias, realizar capacitación y simulacros periódicos y fomentar la colaboración interdisciplinaria, las organizaciones de salud pueden mejorar su estado de preparación y su capacidad para responder eficazmente a las emergencias. Dar prioridad a estas prácticas garantiza que los pacientes pediátricos reciban atención oportuna y adecuada, incluso en las situaciones más desafiantes.

La seguridad no es solo una prioridad—es un principio fundamental de la atención pediátrica. Una cultura de seguridad es esencial para fomentar la mejora continua y la rendición de cuentas en las organizaciones de atención pediátrica, desde el compromiso del liderazgo hasta la participación del personal y la comunicación transparente. Las organizaciones pueden cultivar una cultura que priorice la seguridad en todos los niveles, mejorando en última instancia la calidad de la atención para que cada encuentro de atención pediátrica sea un refugio seguro para los pacientes más jóvenes y sus familias.

En este libro, el objetivo es proporcionar a los profesionales de la salud una hoja de ruta integral para integrar protocolos de seguridad y mejores prácticas en todos los aspectos de la atención pediátrica. Al priorizar la seguridad, podemos mantener los más altos estándares de atención y salvaguardar el bienestar de los niños que se nos confían.

GENERAR CONFIANZA

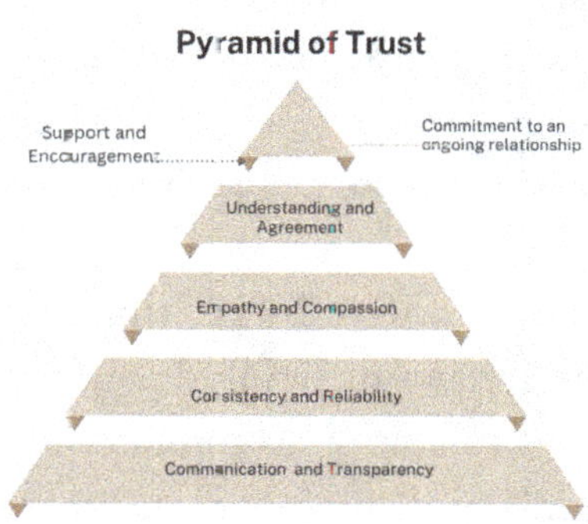

"**Construir la confianza:** la base de la excelencia en la atención pediátrica"

La confianza es la piedra angular de una atención pediátrica eficaz. Establecer confianza entre los profesionales de la salud, los pacientes pediátricos y sus familias es esencial para promover resultados positivos y garantizar el bienestar de los niños. Este libro sirve como una guía integral para comprender la importancia de la confianza en la atención pediátrica e implementar estrategias que cultiven relaciones basadas en la confianza y mejoren la calidad de la atención.

La confianza es un elemento fundamental en la atención pediátrica, que influye en todos los aspectos de la relación paciente-profesional. Desempeña un papel crítico en la adherencia al tratamiento, los resultados en salud y la experiencia global tanto de los pacientes como de sus familias. Esta sección explora el profundo impacto de la confianza en la atención pediátrica, analizando cómo moldea las interacciones, favorece tratamientos eficaces y mejora el bienestar general de los niños y sus familias.

Construir la confianza en la relación paciente-profesional

1. Comunicación y transparencia: La comunicación abierta y honesta es clave para construir la confianza. Los profesionales deben explicar las condiciones médicas, las opciones de tratamiento y los procedimientos de forma clara y comprensible.

2. Coherencia y confiabilidad: Una atención coherente por parte de profesionales de la salud confiables ayuda a establecer una relación estable y de confianza. Las interacciones regulares con el mismo equipo asistencial fomentan la familiaridad y la confianza.

3. Empatía y compasión: Demostrar empatía y compasión tranquiliza a los pacientes y a sus familias al dejar claro que sus preocupaciones son comprendidas y valoradas. Esta conexión emocional es esencial para la confianza.

Confianza y adherencia al tratamiento

1. Comprensión y acuerdo: Cuando los pacientes y sus familias confían en sus profesionales de la salud, es más probable que comprendan y estén de acuerdo con los planes de tratamiento propuestos, lo que conduce a una mejor adherencia.

2. Apoyo y aliento: Las relaciones basadas en la confianza proporcionan un entorno de apoyo en el que los pacientes y las familias se sienten cómodos para pedir orientación y hacer preguntas, lo cual es crucial para mantener la adherencia al tratamiento.

3. Empoderamiento: La confianza empodera a los pacientes y a las familias para asumir un papel activo en su atención, reforzando su compromiso de seguir las recomendaciones terapéuticas y gestionar su salud.

Confianza y resultados en salud

1. Mejora de la comunicación: La confianza facilita una comunicación abierta, esencial para diagnosticar con precisión y tratar eficazmente las condiciones médicas. Los pacientes y las familias tienen más probabilidades de compartir información de salud importante con profesionales en quienes confían.

2. Reducción de la ansiedad y el estrés: La confianza reduce la ansiedad y el estrés de los pacientes y sus familias, creando una experiencia de atención más positiva. Esto puede traducirse en mejores resultados en la salud psicológica y física.

3. Mayor satisfacción: Las relaciones de confianza aumentan la satisfacción general con los servicios de salud. Los pacientes y familias satisfechos son más proclives a involucrarse y cumplir los planes de tratamiento, lo que conduce a mejores resultados en salud.

Construir y mantener la confianza en la atención pediátrica

Estrategias para construir la confianza

1. Comunicación eficaz: Utilizar un lenguaje y herramientas adecuados a la edad para explicar la información médica. Escuchar activamente a los pacientes y a sus familias, atendiendo sus preocupaciones y preguntas con paciencia y claridad.

2. Respeto y dignidad: Tratar a los pacientes y a sus familias con respeto y dignidad, reconociendo sus perspectivas y valores únicos. Involucrarlos en los procesos de toma de decisiones para respetar su autonomía.

3. Coherencia y cumplimiento: Ser coherente en la prestación de la atención y cumplir las promesas y los compromisos. La confiabilidad construye la confianza con el tiempo.

Abordar la pérdida de confianza

1. Reconocer los errores: Si se producen errores, reconocerlos de forma abierta y honesta. Pedir disculpas y tomar medidas para rectificar la situación. La transparencia en el manejo de los errores puede reconstruir la confianza.

2. Atender las inquietudes: Atender con prontitud cualquier inquietud o queja planteada por los pacientes y las familias. Mostrar que sus comentarios son valorados y tomados en serio.

3. Mejora continua: Comprometerse con la mejora continua en la prestación de la atención, demostrando dedicación para brindar la mejor atención posible y abordando cualquier problema sistémico que pueda minar la confianza.

El profundo impacto de la confianza en la experiencia de la atención pediátrica

Beneficios emocionales y psicológicos

1. Sensación de seguridad: La confianza genera una sensación de seguridad y protección para los pacientes pediátricos, ayudándoles a sentirse más cómodos y con menos miedo durante las consultas y los procedimientos médicos.

2. Apoyo emocional: Las relaciones basadas en la confianza proporcionan un sólido sistema de apoyo para los pacientes y las familias, ayudándoles a afrontar los retos emocionales de la enfermedad y el tratamiento.

Mayor participación de la familia

1. Colaboración y alianza: La confianza fomenta una alianza colaborativa entre los profesionales de la salud y las familias. Las familias se sienten más involucradas y empoderadas para participar en el cuidado de sus hijos.

2. Toma de decisiones informada: Los profesionales de confianza pueden guiar a las familias a través de decisiones médicas complejas, garantizando que estén bien informadas y seguras de sus elecciones.

Salud y bienestar a largo plazo

1. Atención preventiva: La confianza anima a las familias a buscar atención preventiva y controles regulares, promoviendo la salud y el bienestar a largo plazo de los pacientes pediátricos.

2. Manejo de enfermedades crónicas: Para los niños con enfermedades crónicas, la confianza es crucial para un manejo eficaz a largo plazo. Es más probable que las familias se adhieran a los planes de tratamiento y den seguimiento a las recomendaciones de atención.

Ejemplos:

1: Construir la confianza mediante una atención coherente

Una clínica pediátrica implementa un modelo de continuidad asistencial en el que a los pacientes se les asigna un equipo asistencial específico. Esta constancia ayuda a construir la confianza con el tiempo, a medida que las familias interactúan con los mismos profesionales de la salud en cada visita. La clínica observa una mayor adherencia al tratamiento, mayor satisfacción de los pacientes y mejores resultados en salud.

2: Comunicación transparente ante un diagnóstico difícil

A un niño se le diagnostica una enfermedad crónica, y el equipo de salud prioriza una comunicación transparente con la familia. Proporcionan explicaciones detalladas, responden preguntas y brindan apoyo emocional. La familia se siente informada e involucrada en el proceso de atención, lo que conduce a una mejor adherencia al plan de tratamiento y a una experiencia de atención positiva a pesar del diagnóstico desafiante.

3: Abordar los errores con integridad

Se produce un error médico durante un procedimiento pediátrico. El equipo de salud informa de inmediato a la familia, pide disculpas y explica los pasos adoptados para corregir el error y prevenir que vuelva a ocurrir. Este enfoque transparente ayuda a mantener la confianza de la familia en los profesionales y en el centro de salud.

Transparencia, coherencia e innovación con la confianza como fundamento

La confianza es un elemento fundamental de la atención pediátrica, crucial para fomentar relaciones positivas entre los profesionales de la salud, los pacientes y sus familias. La transparencia, la honestidad, la coherencia y la confiabilidad son pilares clave de esta confianza. Además, empoderar a los pacientes pediátricos y a sus familias es esencial para promover su participación y el cumplimiento de los planes de atención. En una era de rápido avance tecnológico, mantener la confianza también implica garantizar la privacidad del paciente, la seguridad de los datos y el uso ético de la tecnología. Esta sección explora estas dimensiones de la confianza en la atención pediátrica y estrategias para reparar la confianza cuando se ha quebrado.

Transparencia y honestidad

El papel de la transparencia en la construcción de la confianza

1. Comunicación clara

- **Diálogos abiertos**: Entablar conversaciones abiertas y

honestas con los pacientes y las familias sobre diagnósticos, opciones de tratamiento y pronóstico.

◦ **Lenguaje sencillo**: Utilizar un lenguaje adecuado a la edad y evitar la jerga médica para garantizar la comprensión.

2. Consentimiento informado

◦ **Explicaciones detalladas**: Proporcionar explicaciones detalladas de los procedimientos, riesgos y beneficios para ayudar a las familias a tomar decisiones informadas.

◦ **Preguntas e inquietudes**: Fomentar las preguntas y abordar a fondo las inquietudes para generar confianza en el plan de atención.

3. Comunicación de errores

◦ **Admitir los errores**: Reconocer los errores de manera abierta y transparente, exponiendo qué ocurrió, por qué ocurrió y las medidas que se están tomando para prevenir que vuelva a ocurrir.

◦ **Disculpas y reparación**: Ofrecer disculpas sinceras y detallar las medidas de reparación para reconstruir la confianza.

La importancia de la honestidad

1. Veracidad constante

◦ **Valoraciones honestas**: Ofrecer valoraciones honestas del estado del niño, incluso cuando las noticias sean difíciles.

Establecer expectativas realistas: Establecer expectativas realistas sobre los resultados y los plazos para evitar falsas esperanzas.

2. Construir credibilidad

◦ **Información confiable**: Compartir información confiable, basada en la evidencia, para establecer credibilidad y confiabilidad.

◦ **Cumplimiento**: Cumpla las promesas y compromisos para reforzar la confianza.

Consistencia y confiabilidad

Componentes clave de la consistencia

1. Protocolos estandarizados

- **Atención coherente**: Implemente protocolos estandarizados para garantizar una prestación de atención coherente entre distintos profesionales y entornos.
- **Actualizaciones periódicas**: Mantenga a las familias informadas periódicamente sobre el progreso del niño y cualquier cambio en el plan de atención.

2. Interacciones previsibles

- **Citas periódicas**: Programe citas de rutina y seguimientos para crear un entorno de atención previsible.
- **Caras constantes**: Siempre que sea posible, procure que los niños vean a los mismos profesionales de la salud para fomentar la familiaridad y la confianza.

El papel de la confiabilidad

1. Atención confiable

- **Intervenciones oportunas**: Proporcione intervenciones y respuestas oportunas a las inquietudes para demostrar confiabilidad.
- **Disponibilidad de recursos**: Asegure que los recursos necesarios, incluidos medicamentos y atención especializada, estén siempre disponibles.

2. Comunicación confiable

- **Canales accesibles**: Mantenga canales de comunicación accesibles para que las familias puedan contactar a los profesionales de la salud ante preguntas o emergencias.
- **Respuestas rápidas**: Responda con prontitud a las consultas para demostrar que el bienestar del niño es una prioridad.

Empoderar a los pacientes pediátricos y a las familias

Estrategias de empoderamiento

1. Educación e información

- **Alfabetización en salud**: Mejore la alfabetización en

salud proporcionando recursos educativos adaptados al nivel de desarrollo del niño y a las necesidades de la familia.

◦ **Toma de decisiones**: Involucre a los pacientes y a las familias en los procesos de toma de decisiones para empoderarlos y aumentar la adherencia a los planes de atención.

2. Sistemas de apoyo

◦ **Apoyo emocional**: Ofrezca apoyo emocional mediante servicios de consejería, grupos de apoyo y redes de pares.

◦ **Asistencia práctica**: Brinde asistencia práctica para orientarse en el sistema de salud, incluida la ayuda con el seguro y la programación de citas.

Beneficios del empoderamiento

1. Mayor participación

◦ **Participación activa**: Fomente la participación activa en la atención del niño, lo que conduce a mejores resultados en salud y mayor satisfacción.

◦ **Defensa de sí mismos**: Promueva en los niños mayores y adolescentes habilidades de defensa de sí mismos para prepararlos a gestionar su salud de manera independiente.

2. Mejor adherencia

◦ **Adherencia al tratamiento**: Los pacientes y familias empoderados son más propensos a adherirse a los planes de tratamiento y seguir las indicaciones médicas.

◦ **Reducción de la ansiedad**: Brindar información y apoyo puede reducir la ansiedad y aumentar la confianza en el proceso de atención.

Reparar la confianza cuando se rompe

Pasos para reconstruir la confianza

1. Reconocimiento y disculpa

◦ **Reconocer el problema**: Reconozca cuando la confianza se ha roto y comprenda el impacto que esto tiene en el paciente y la familia.

◦ **Disculpa sincera:** Ofrezca una disculpa sincera sin desviar la culpa ni poner excusas.

2. Comunicación transparente

◦ **Diálogo honesto:** Mantenga un diálogo abierto y honesto sobre lo que salió mal y los pasos que se están tomando para abordar el problema.

◦ **Involucrar a la familia:** Involucre a la familia en el desarrollo de soluciones y mejoras para restaurar su confianza.

3. Acciones correctivas

◦ **Remediación inmediata:** Tome medidas inmediatas para corregir el error y prevenir recurrencias futuras.

◦ **Mejora continua:** Implemente medidas de mejora continua e involucre a pacientes y familias en el proceso.

Confianza, tecnología e innovación

Garantizar la privacidad del paciente y la seguridad de los datos

1. Medidas de seguridad robustas

◦ **Cifrado de datos:** Implemente métodos sólidos de cifrado de datos para proteger la información del paciente.

◦ **Controles de acceso:** Utilice controles de acceso estrictos para asegurar que solo el personal autorizado pueda acceder a información sensible.

2. Políticas transparentes

◦ **Políticas claras:** Desarrolle y comunique políticas claras sobre privacidad y seguridad de datos al personal sanitario, los pacientes y las familias.

◦ **Consentimiento para el uso de datos:** Obtenga un consentimiento explícito para el uso de los datos del paciente, especialmente para fines de investigación y aplicaciones tecnológicas.

Uso ético de la tecnología

1. Tecnología centrada en el paciente

◦ **Diseño orientado a las necesidades:** Desarrolle soluciones tecnológicas que aborden las necesidades específicas de los pacientes pediátricos y sus familias.

- **Interfaces fáciles de usar**: Asegure que las herramientas tecnológicas sean fáciles de usar y accesibles para todos los grupos de edad.

2. Consideraciones éticas

- **Consentimiento informado**: Garantice que los pacientes y las familias estén plenamente informados sobre cómo se utilizará la tecnología en su atención y los posibles riesgos y beneficios.
- **Acceso equitativo**: Procure brindar un acceso equitativo a las innovaciones tecnológicas, garantizando que todos los pacientes se beneficien independientemente de su situación socioeconómica.

Equilibrar confianza e innovación

1 Construir confianza en las nuevas tecnologías

- **Transparencia en el desarrollo**: Involucre a los pacientes y a las familias en el desarrollo y la implementación de nuevas tecnologías para generar confianza.
- **Educación continua**: Proporcione educación continua sobre los beneficios y las limitaciones de las nuevas tecnologías para establecer expectativas realistas.

2 Monitoreo y evaluación

- **Monitoreo continuo**: Monitoree de forma continua el impacto de las innovaciones tecnológicas en la atención y los resultados del paciente.
- **Mecanismos de retroalimentación**: Establezca mecanismos de retroalimentación para recopilar aportes de los pacientes y las familias sobre sus experiencias con nuevas tecnologías, por ejemplo, encuestas a pacientes y padres/madres.

Conclusión

La transparencia, la honestidad, la consistencia y la confiabilidad son pilares clave de la confianza en la atención pediátrica. Empoderar a los pacientes pediátricos y a sus familias mediante la educación, el apoyo y la participación en los procesos de toma de decisiones es crucial para promover la participación y la adherencia. Cuando la confianza se rompe, son esenciales acciones rápidas y sinceras para reconocer, disculparse y remediar. En la intersección entre la confianza, la tecnología y la innovación, es primordial mantener la privacidad del paciente, la seguridad de los datos y el uso ético de la tecnología. Al adherirse a estos principios, los profesionales de la salud pueden fomentar un entorno confiable, empoderador y seguro para los pacientes pediátricos y sus familias.

La confianza es la base sobre la que se construye la excelencia en la atención pediátrica. Al priorizar la empatía, la comunicación, la transparencia y el empoderamiento, los profesionales de la salud pueden cultivar relaciones de confianza que mejoren la calidad de la atención y los resultados para los pacientes pediátricos y sus familias. Juntos, podemos crear un entorno sanitario donde la confianza prospere, fomentando la curación, la resiliencia y el bienestar para las generaciones venideras.

En este libro, el objetivo es proporcionar a los profesionales de la salud una guía integral para comprender la importancia de la confianza en la atención pediátrica e implementar estrategias para cultivar relaciones de confianza con los pacientes pediátricos y sus familias. Al priorizar la confianza, podemos fortalecer los cimientos de la atención pediátrica y crear experiencias positivas que promuevan la salud, la curación y la resiliencia.

CAPÍTULO CUATRO

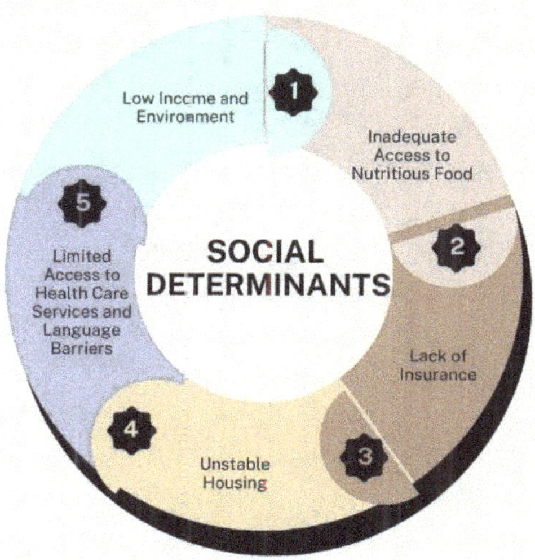

ABORDAR LOS DETERMINANTES SOCIALES PARA UNA ATENCIÓN ÓPTIMA

Equidad en la atención sanitaria pediátrica: abordaje de los determinantes sociales para una atención óptima

La atención sanitaria pediátrica no se limita a tratar enfermedades; se trata de abordar la compleja interacción de factores sociales, económicos y ambientales que moldean los resultados de salud de los niños y las niñas. En este libro, exploramos el papel fundamental de los determinantes sociales en la atención pediátrica y cómo comprender y abordar estos factores es esencial para brindar una atención óptima a cada niño y niña.

Los determinantes sociales de la salud (DSS, por sus siglas en inglés SDOH) son condiciones de los entornos donde las personas nacen, viven, aprenden, trabajan, juegan y envejecen, que afectan a una amplia gama de resultados en salud, funcionamiento y calidad de vida. Estos factores tienen profundas implicaciones para las poblaciones pediátricas, influyendo en todo, desde su situación socioeconómica y el acceso a la atención sanitaria, la educación y la vivienda, hasta factores ambientales. Esta sección profundiza en los distintos determinantes sociales que impactan en los resultados de salud y el bienestar de los niños y las niñas, destacando las desigualdades en salud entre las poblaciones pediátricas y explorando estrategias para mejorar el acceso a los servicios de salud.

Determinantes sociales de la salud en poblaciones pediátricas

Nivel socioeconómico y acceso a la atención sanitaria

El nivel socioeconómico (NSE, en inglés Socioeconomic Status, SES) afecta de manera significativa los resultados de salud en la infancia. Los niños y las niñas de familias con bajos ingresos tienen mayor probabilidad de presentar mala salud debido a factores como el acceso insuficiente a alimentos nutritivos, la inestabilidad de la vivienda y el acceso limitado a servicios de atención sanitaria.

Impacto del nivel socioeconómico

1. **Desigualdades en salud**: Un NSE bajo se asocia con mayores tasas de enfermedades crónicas, retrasos del desarrollo y problemas de salud conductual en la población infantil.

2. **Acceso a la atención sanitaria**: Los niños y las niñas de familias con bajos ingresos suelen enfrentar barreras para acceder a la atención sanitaria, entre ellas la falta de seguro, problemas de transporte y disparidades geográficas; para algunas familias, también barreras lingüísticas.

Barreras para el acceso a la atención sanitaria

1. **Falta de seguro**: Los niños y las niñas sin seguro tienen menos probabilidad de recibir atención preventiva, lo que conduce a afecciones de salud no diagnosticadas ni tratadas.

2. **Barreras de transporte**: El acceso limitado a transporte

de confianza puede impedir que las familias acudan a las citas médicas, especialmente en zonas rurales o desatendidas.

3. Disparidades geográficas: Los niños y las niñas que viven en zonas rurales o remotas pueden tener acceso limitado a centros de salud, especialistas y servicios de emergencia.

Estrategias para mejorar el acceso a los servicios de salud

1. Ampliación de la cobertura de seguros: Aumentar la elegibilidad para programas públicos de seguro como Medicaid (el programa Medicaid de Estados Unidos) y el Programa de Seguro Médico Infantil (CHIP) puede garantizar que más niños y niñas reciban la atención médica necesaria.

2. Iniciativas de telesalud: La telesalud puede proporcionar consultas remotas, reduciendo la necesidad de desplazamientos y aumentando el acceso a profesionales de la salud.

3. Programas de alcance comunitario: Las clínicas móviles, los trabajadores comunitarios de la salud y los centros de salud escolares pueden llegar a poblaciones desatendidas y brindar servicios esenciales de atención sanitaria.

Factores socioeconómicos y salud pediátrica

Impacto de la pobreza, la inseguridad alimentaria y la inestabilidad de la vivienda

1. Pobreza: Los niños y las niñas que viven en pobreza tienen mayor riesgo de problemas de salud como malnutrición, obesidad y enfermedades crónicas.

2. Inseguridad alimentaria: La falta de acceso a alimentos suficientes y nutritivos puede ocasionar retrasos en el desarrollo, bajo rendimiento académico y mayor susceptibilidad a enfermedades.

3. Inestabilidad de la vivienda: Las mudanzas frecuentes, el hacinamiento y la falta de vivienda pueden afectar negativamente la salud física y conductual de los niños y las niñas.

Intervenciones para abordar los factores socioeconómicos

1. Programas de asistencia alimentaria: Programas como el Programa de Asistencia Nutricional Suplementaria (SNAP) y los programas de alimentación escolar pueden aliviar la inseguridad alimentaria y mejorar el estado nutricional

2. Iniciativas de vivienda asequible: Las políticas orientadas a aumentar la disponibilidad de vivienda asequible pueden reducir la inestabilidad de la vivienda y sus riesgos de salud asociados.

3. Estrategias de empoderamiento económico: La capacitación laboral, la educación y los programas de apoyo económico para las familias pueden mejorar el NSE y, en consecuencia, los resultados de salud de los niños y las niñas.

Educación y alfabetización en salud

La relación entre el logro educativo, la alfabetización en salud y los resultados de salud

1. Logro educativo: Niveles más altos de educación de los padres y las madres se asocian con mejores resultados de salud en los niños y las niñas, incluyendo menores tasas de enfermedades crónicas y mejor salud conductual.

2. Alfabetización en salud: Comprender la información sobre salud es crucial para tomar decisiones informadas sobre la atención sanitaria. Mayores niveles de alfabetización en salud se vinculan con mejores resultados de salud y un uso más eficaz de los servicios de salud.

Importancia de los programas de educación para la salud

1. Servicios de salud en el ámbito escolar: Integrar la educación y los servicios de salud dentro de las escuelas puede promover la alfabetización en salud y brindar atención accesible.

2. Iniciativas para promover la alfabetización en salud:

Los programas comunitarios que educan a madres, padres, niños y niñas sobre temas de salud pueden empoderarlos para tomar decisiones informadas sobre su atención sanitaria.

Competencia cultural y lingüística

Importancia de la humildad cultural, el acceso lingüístico y la atención culturalmente pertinente

1. **Humildad cultural**: Los proveedores de atención sanitaria deben reconocer y respetar las diferencias culturales, promoviendo un enfoque de atención inclusivo y comprensivo.

2. **Acceso lingüístico**: Brindar servicios de interpretación y traducción garantiza que las familias que no hablan inglés puedan comprender y orientarse en los sistemas de salud.

3. **Atención culturalmente pertinente**: Adaptar las prácticas de atención sanitaria para satisfacer las necesidades culturales de los pacientes puede mejorar la confianza, la adherencia al tratamiento y los resultados de salud en general.

DESIGUALDADES EN SALUD ENTRE POBLACIONES PEDIÁTRICAS

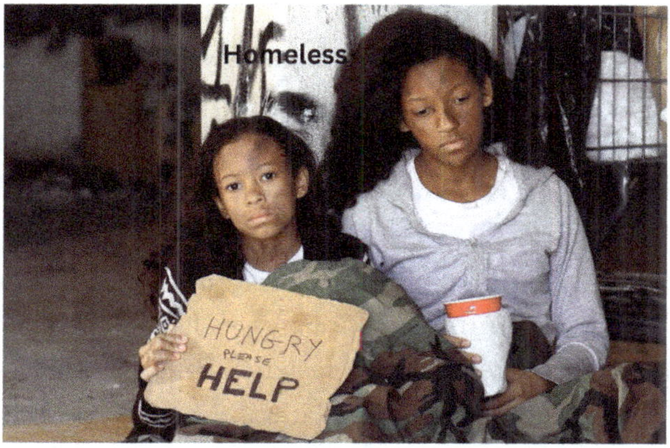

Impacto desproporcionado en comunidades marginadas y desatendidas

1. Inequidades sistémicas: Factores estructurales como la pobreza, la discriminación y la falta de recursos afectan desproporcionadamente a los niños de comunidades marginadas, lo que conduce a importantes disparidades en salud.

2. Racismo y discriminación estructurales: El racismo y la discriminación, históricos y persistentes, contribuyen a disparidades en el acceso a la atención, la calidad de la atención y los resultados de salud.

Causas fundamentales de las disparidades en salud

1. Desigualdad económica: Las disparidades económicas limitan el acceso a recursos necesarios para mantener una buena salud, como alimentos nutritivos, vivienda segura y educación de calidad.

2. Acceso a los servicios de salud: Las inequidades en el acceso a los servicios de salud, incluida la cobertura de seguros y la disponibilidad de servicios, agravan las disparidades en salud.

3. Factores ambientales: Los niños en comunidades desatendidas tienen mayor probabilidad de vivir en entornos con mayor exposición a contaminantes y otros riesgos para la salud.

La Organización Mundial de la Salud (OMS) publica la mayor colección mundial de datos sobre desigualdades en salud

Los datos del repositorio muestran que, en solo una década, la brecha entre ricos y pobres en la cobertura de servicios de salud entre mujeres, recién nacidos y niños en los países de ingresos bajos y medianos se ha reducido casi a la mitad. También revelan que, en estos países, eliminar la desigualdad relacionada con la riqueza en la mortalidad en menores de cinco años podría ayudar a salvar la vida de 1,8 millones de niños.[9]

Estrategias para reducir las disparidades en salud

Ampliar el acceso a los servicios de salud

1. Cobertura universal de salud: Las políticas orientadas a lograr la cobertura universal de salud pueden garantizar que todos los niños reciban servicios esenciales de salud.

2. Telesalud: Ampliar los servicios de telesalud puede brindar atención remota a niños en áreas desatendidas, reduciendo las barreras geográficas.

3. Alcance comunitario: Los trabajadores comunitarios de la salud y las clínicas móviles pueden llegar a poblaciones marginadas y proporcionar servicios esenciales.

Abordar los determinantes sociales de la salud

1. Políticas económicas: Implementar políticas que aborden la desigualdad económica, como aumentar el salario mínimo y proporcionar redes de protección social, puede mejorar los resultados de salud de los niños.

2. Educación y empoderamiento: Los programas que se centran en la educación y el empoderamiento económico de las familias pueden reducir las disparidades en salud.

3. Iniciativas de salud ambiental: Los esfuerzos por mejorar las condiciones ambientales en comunidades desatendidas, como reducir la contaminación y garantizar el acceso a agua potable, pueden tener un impacto positivo en la salud.

Conclusión

Los determinantes sociales de la salud influyen profundamente en los resultados de salud pediátrica, y el nivel socioeconómico, la educación, la vivienda y los factores ambientales desempeñan un papel crucial. Las disparidades en salud afectan desproporcionadamente a los niños de comunidades marginadas y desatendidas, impulsadas por inequidades sistémicas y racismo estructural. Garantizar el acceso a los servicios de salud, abordar los factores socioeconómicos y promover la alfabetización en salud y la competencia cultural son estrategias esenciales para mejorar los resultados de salud pediátrica. Al abordar estos determinantes y reducir las disparidades en salud, los profesionales de la salud y los responsables de las políticas públicas pueden crear un futuro más saludable para todos los niños.

En este libro, el objetivo es proporcionar a los profesionales de la salud, responsables de las políticas públicas y defensores una comprensión integral de los determinantes sociales que afectan la salud pediátrica y de las estrategias para abordarlos a fin de promover la equidad en salud para todos los niños. Al priorizar los determinantes sociales en la atención pediátrica, podemos crear una sociedad más justa y equitativa en la que cada niño tenga la oportunidad de alcanzar su máximo potencial.

APRENDER DE LOS FRACASOS, ABRAZAR LOS ÉXITOS

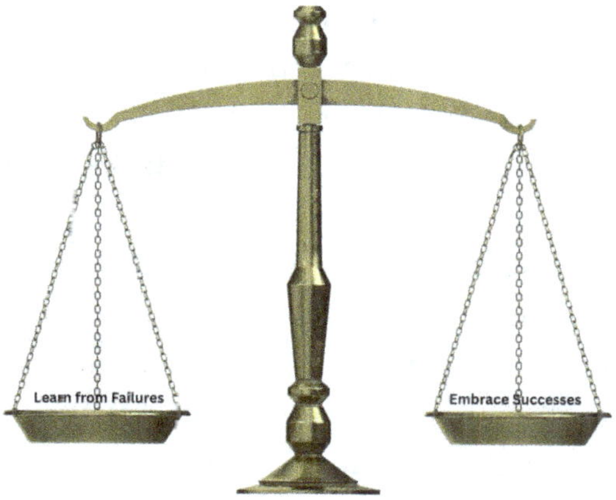

Errores comunes que deben evitarse y prácticas exitosas que deben adoptarse en la atención pediátrica

La atención pediátrica es un ámbito en el que lo que está en juego es enorme, ya que la atención brindada puede tener repercusiones para toda la vida en los pacientes jóvenes y sus familias. Aprender de los errores del pasado y celebrar los logros es esencial para mejorar la calidad de la atención y promover resultados positivos. Esta sección examina los errores comunes que deben evitarse y las prácticas exitosas que deben adoptarse en la atención pediátrica, ofreciendo ideas sobre cómo los profesionales de la salud pueden mejorar sus prácticas y brindar una atención excepcional.

Errores comunes que deben evitarse en la atención pediátrica

Comunicación inadecuada

1. Falta de comunicación clara con las familias: No proporcionar información clara y adecuada para la edad a las familias puede generar confusión, ansiedad y falta de adherencia a los planes de tratamiento.

2. Comunicación interprofesional deficiente: La falta de una comunicación efectiva entre los miembros del equipo de salud puede dar lugar a diagnósticos erróneos, retrasos en los tratamientos y errores médicos.

Atención insuficiente a las necesidades emocionales y psicológicas

1. Desatender la salud mental y del comportamiento: Centrarse únicamente en la salud física y descuidar las necesidades emocionales y psicológicas de los pacientes pediátricos puede obstaculizar una recuperación integral y el bienestar.

2. Ignorar la dinámica familiar: No considerar el contexto y la dinámica familiar puede llevar a una comprensión y un manejo incompletos de los problemas de salud de un niño.

Falta de abordaje de los determinantes sociales de la salud

1. Pasar por alto las barreras socioeconómicas: Ignorar el impacto de factores socioeconómicos como la pobreza, la inseguridad alimentaria y la inestabilidad de vivienda puede limitar la efectividad de las intervenciones médicas.

2. Apoyo inadecuado a la alfabetización en salud: No brindar apoyo suficiente para la alfabetización en salud puede hacer que las familias no comprendan las indicaciones médicas, lo que conduce a peores resultados en salud.

Aplicación inconsistente de los protocolos de seguridad

1. Errores de medicación: La aplicación inconsistente de los protocolos de seguridad de la medicación, como la dosificación incorrecta y la falta de doble verificación de los medicamentos, puede tener consecuencias dañinas.

2. Fallas en el control de infecciones: No adherirse a medidas estrictas de control de infecciones puede aumentar el riesgo de infecciones asociadas a la atención de la salud.

Prácticas exitosas que adoptar en la atención pediátrica

Comunicación efectiva y participación de la familia

1. Comunicación clara y compasiva: Proporcionar información clara, compasiva y adecuada para la edad ayuda a las familias a comprender el diagnóstico, las opciones de tratamiento y los planes de atención, fomentando la confianza y la cooperación.

2. Participación activa de la familia: Involucrar a las familias en los procesos de toma de decisiones y en los planes de atención mejora su comprensión y compromiso, lo que se traduce en mejor adherencia y resultados.

Enfoque holístico de la atención

1. Servicios integrados de salud mental y del comportamiento: Incorporar servicios de salud mental y del comportamiento en la atención pediátrica garantiza que las necesidades emocionales y psicológicas se aborden junto con la salud física.

2. Atención centrada en la familia: Adoptar un enfoque centrado en la familia que considere las necesidades y la dinámica de todo el núcleo familiar mejora la experiencia global de atención y los resultados para los pacientes pediátricos.

Abordaje de los determinantes sociales de la salud

1. Evaluación integral y apoyo: Evaluar los determinantes sociales de la salud y proporcionar recursos y apoyo para problemas como la inseguridad alimentaria, la inestabilidad de vivienda y las barreras de transporte puede mejorar significativamente los resultados en salud.

2. Programas de alfabetización en salud: Implementar programas para mejorar la alfabetización en salud entre las familias asegura que comprendan la información médica y puedan participar de manera efectiva en la atención de sus hijos.

Las personas jóvenes que se ven afectadas negativamente por los determinantes sociales de la salud sufren efectos adversos como mayores riesgos de enfermedades crónicas y problemas de salud mental.[10]

Protocolos de seguridad sólidos

1. Sistemas de seguridad de la medicación: Implementar sistemas sólidos de seguridad de la medicación, incluida la prescripción electrónica, el escaneo de códigos de barras y los procesos de doble verificación, reduce el riesgo de errores de medicación.

2. Medidas estrictas de control de infecciones: Adherirse a medidas estrictas de control de infecciones, como la higiene de manos, la esterilización y los protocolos de aislamiento, minimiza el riesgo de infecciones asociadas a la atención de la salud.

Estudios de caso y ejemplos

Estudio de caso 1: Estrategias exitosas de comunicación

Un hospital pediátrico implementa un programa integral de capacitación en comunicación para su personal, centrado en una comunicación clara y compasiva. Esta iniciativa conduce a mayor satisfacción de las familias, mejor adherencia a los planes de tratamiento y una disminución significativa de las quejas relacionadas con la falta de comunicación.

Estudio de caso 2: Integración de servicios de salud mental y del comportamiento

Una clínica pediátrica integra servicios de salud mental y del comportamiento en su práctica de atención primaria, brindando evaluaciones rutinarias de salud del comportamiento y acceso a psicólogos y consejeros. Este enfoque holístico resulta en la identificación y el manejo tempranos de problemas de salud del comportamiento, lo que conduce a mejores resultados de salud global en los niños.

Estudio de caso 3: Abordaje de los determinantes sociales de la salud

Un centro de salud comunitario desarrolla un programa para evaluar los determinantes sociales de la salud y conectar a las familias con recursos como asistencia alimentaria, apoyo de vivienda y servicios de transporte. Este sistema de apoyo integral conduce a mejores resultados de salud y a una reducción de las visitas a la sala de emergencias entre la población pediátrica.

Estudio de caso 4: Mejora de la seguridad de la medicación

Un hospital infantil adopta un sistema de escaneo de códigos de barras para la administración de medicamentos, junto con un protocolo de doble verificación que involucra a dos profesionales de la salud. Este sistema reduce significativamente los errores de medicación y mejora la seguridad del paciente.

Conclusión

Aprender de los errores comunes y adoptar prácticas exitosas es crucial para mejorar la calidad de la atención pediátrica. Al priorizar una comunicación efectiva, abordar las necesidades emocionales y psicológicas, considerar los determinantes sociales de la salud e implementar protocolos de seguridad sólidos, los profesionales de la salud pueden mejorar la atención y promover resultados positivos para los pacientes pediátricos y sus familias. Celebrar los logros y esforzarse continuamente por mejorar fomenta una cultura de excelencia y compasión en la atención pediátrica.

ESCOLLOS COMUNES

APRENDER DE LOS FRACASOS: ESCOLLOS COMUNES EN LA ATENCIÓN PEDIÁTRICA

Los errores y escollos comunes que se encuentran en la atención pediátrica pueden incluir desde errores médicos y fallas de comunicación hasta disparidades en la atención y falta de competencia cultural.

Prevención de errores de medicación: lecciones aprendidas

Los errores de medicación representan riesgos significativos para los pacientes pediátricos y son una de las principales causas de eventos adversos en los entornos de atención de la salud.

Las estrategias para prevenir los errores de medicación en la atención pediátrica incluyen la mejora de los protocolos de seguridad de la medicación, una comunicación reforzada entre los proveedores de atención de la salud y una mayor participación de las familias en la gestión de la medicación.

Prevenir los errores de medicación en la atención pediátrica requiere estrategias multifacéticas que se centren en crear procesos más seguros, una comunicación clara y la participación de la familia. A continuación, un desglose de estrategias eficaces:

1. Mejora de los protocolos de seguridad de la medicación

- **Dosificación estandarizada basada en el peso**: Las dosis pediátricas suelen basarse en el peso, por lo que los protocolos estandarizados de dosificación basada en el peso pueden ayudar a reducir errores. Asegure medidas de peso actualizadas y use kilogramos como unidad estándar para evitar errores de cálculo.
- **Sistemas de doble verificación**: Implemente procedimientos de doble verificación para medicamentos de alto riesgo, que requieran que dos profesionales de la salud verifiquen la dosis, la vía y el horario antes de la administración.
- **Uso de tecnología y automatización**:
    - **Entrada informatizada de órdenes médicas (Computerized Physician Order Entry, CPOE)**: Los sistemas CPOE pueden reducir los errores de transcripción al permitir que los proveedores introduzcan las prescripciones directamente en un sistema digital. Los Sistemas de Apoyo a la Decisión Clínica (Clinical Decision Support Systems, CDSS) pueden además señalar posibles errores de dosificación, alergias o interacciones medicamentosas.
- **Códigos de barras y Registros Electrónicos de Administración de Medicamentos (Electronic Medication Administration Records, eMAR)**: Implemente el escaneo de códigos de barras para verificar la identidad del paciente y los detalles del medicamento antes de la administración. Los eMAR pueden ayudar a rastrear todo el proceso de medicación, garantizando una documentación precisa.

• **Gestión del formulario farmacoterapéutico y notificación de errores**: Mantenga un formulario farmacoterapéutico restringido de medicamentos aprobados para pediatría y monitoree las tendencias de error.

• Fomente la notificación anónima de incidentes sin daño para mejorar los sistemas sin medidas punitivas.

2. Mejora de la comunicación entre los profesionales de la salud

• **Protocolos estandarizados de traspaso**: Implemente protocolos estructurados de traspaso, como SBAR (Situación, Antecedentes, Evaluación, Recomendación), para asegurar que la información crítica sobre medicación se transmita con precisión durante los cambios de turno o las transferencias de pacientes.

• **Rondas interdisciplinarias y colaboración**: Fomente rondas interdisciplinarias que involucren a médicos, personal de enfermería, farmacéuticos y otros profesionales de la salud para revisar los medicamentos y aclarar los planes de tratamiento. Las discusiones colaborativas pueden descubrir posibles problemas relacionados con la medicación y fomentar un enfoque proactivo de la atención al paciente.

• **Etiquetado claro y diferenciación de medicamentos**: Evite los medicamentos de aspecto similar o de nombre parecido (LASA) mediante el uso de tall-man lettering (p. ej., vinCRIStine vs. vinBLAStine) y almacenando por separado los medicamentos LASA. Utilice etiquetas codificadas por color e indicaciones claras de la vía de administración correcta.

• **Sesiones educativas y formación continua**: Ofrezca periódicamente formación sobre seguridad de la medicación en pediatría, incluidos talleres sobre errores frecuentes de medicación, protocolos emergentes y nuevas tecnologías. Refuerce una cultura de seguridad que anime al personal a priorizar prácticas de medicación precisas y seguras.

3. Mayor participación de las familias en la gestión de la medicación

- **Educación sobre la medicación para las familias**: Proporcione a padres, madres y cuidadores instrucciones claras y comprensibles sobre dosificación, administración y posibles efectos secundarios. Los apoyos visuales o las instrucciones por escrito pueden ayudar a reforzar los puntos críticos.
- **Fomentar la verificación por la familia**: Antes de administrar los medicamentos, involucre a las familias animándolas a verificar el nombre, la dosis y la hora de administración para detectar posibles errores y aumentar la transparencia.
- **Método teach-back**: Utilice el método teach-back para asegurarse de que las familias comprenden las instrucciones sobre la medicación. Pídales que repitan la información con sus propias palabras para confirmar la comprensión.
- **Promoción de la adherencia y el seguimiento**: Proporcione a las familias recursos como horarios de medicación o recordatorios electrónicos que les ayuden a mantener la constancia en los tiempos de administración. Anímelas a informar cualquier problema o efecto secundario que observen en casa, recomendando que anoten la fecha, la hora y la descripción de cualquier efecto adverso.

MONITOREO Y MEJORA DE LA CALIDAD

4. Monitoreo continuo y mejora de la calidad

- **Auditorías y análisis periódicos**: Realice auditorías rutinarias de las prácticas de medicación para identificar áreas de mejora. Utilice metodologías de mejora de la calidad, como ciclos de Planificar-Hacer-Estudiar-Actuar (PDSA), para probar e implementar cambios.
- **Comparación con estándares y aprendizaje de mejores prácticas**: Compare las prácticas de la organización con los estándares de seguridad pediátrica y adopte las mejores prácticas de instituciones de alto desempeño.
- **Ciclos de retroalimentación con familias y pacientes**: Cree un sistema para que las familias aporten retroalimentación sobre las prácticas de administración de medicamentos. Utilice sus aportes para ajustar los protocolos y hacerlos más fáciles de usar.

La integración de estas estrategias puede crear un marco sólido para reducir los errores de medicación en pediatría y mejorar la seguridad y la confianza en la prestación de la atención.

COMUNICACIÓN Y COLABORACIÓN

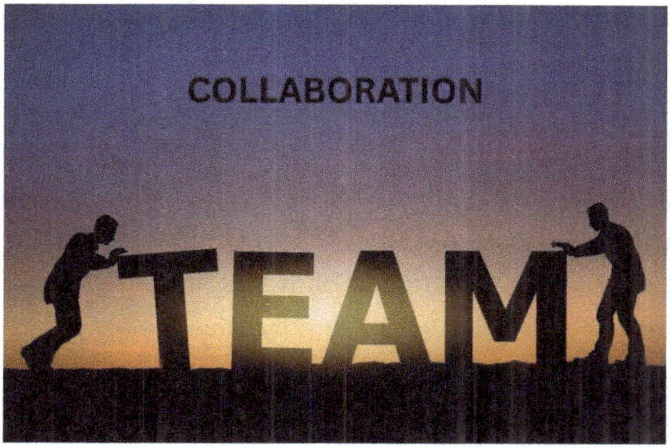

Mejorar la comunicación y la colaboración

La comunicación y la colaboración eficaces son esenciales para brindar atención pediátrica de alta calidad.

Las fallas de comunicación en los entornos de atención pediátrica pueden tener consecuencias significativas y, a veces, graves en los resultados de los pacientes. La mala comunicación entre los profesionales de la salud, los cuidadores y los pacientes puede conducir a errores de diagnóstico, tratamientos inapropiados y demoras en la atención, afectando la salud, la seguridad y la recuperación del niño. Para contrarrestar estos riesgos, es esencial fomentar un entorno colaborativo y comunicativo. A continuación, se presenta un análisis detallado del impacto de las fallas de comunicación y de las estrategias para fomentar el trabajo en equipo en los entornos pediátricos.

Impacto de las fallas de comunicación en los resultados de los pacientes

1. Aumento del riesgo de errores de medicación: Una comunicación incompleta o poco clara durante las transferencias, rondas o cambios de turno puede provocar errores de medicación, incluidas dosis o vías de administración incorrectas; esto es especialmente crítico en pediatría, donde la dosificación suele basarse en el peso.

2. Diagnósticos y planes de tratamiento retrasados: Una comunicación deficiente puede llevar a que se omita o se demore el intercambio de información, lo que puede posponer el diagnóstico o generar planes de tratamiento incorrectos. En condiciones que cambian rápidamente, como en la atención pediátrica de urgencias, estas demoras pueden ser críticas.

3. Disminución de la confianza del paciente y la familia: Las familias suelen depender en gran medida de la comunicación con los profesionales de la salud para comprender la condición de su hijo. Una falla de comunicación puede erosionar la confianza, generando reticencia a seguir los planes de tratamiento y comprometiendo potencialmente el cuidado del niño en el hogar.

4. Mayor agotamiento del personal: La mala comunicación también contribuye a la frustración y al agotamiento del personal. El estrés por roles poco claros, la confusión sobre los planes de atención o la falta de apoyo de otros miembros del equipo puede conducir a la desvinculación, lo que impacta indirectamente en la calidad de la atención.

Estrategias para fomentar la colaboración y el trabajo en equipo en entornos de atención pediátrica

1. Implementar protocolos estructurados de comunicación

- **SBAR (Situación, Antecedentes, Evaluación, Recomendación)**: Este protocolo estandariza el intercambio de información, facilitando que los profesionales comprendan rápidamente el estado del paciente, los antecedentes necesarios y los pasos siguientes. Es especialmente eficaz durante las transferencias y puede reducir las brechas de comunicación entre disciplinas.
- **Listas de verificación y técnicas de confirmación por repetición (read-back)**: Utilizar listas de verificación para procedimientos rutinarios y exigir la repetición de información crítica (como dosis de medicamentos o resultados de pruebas) puede minimizar la mala comunicación y reforzar la precisión.
- **Reuniones breves diarias**: Reuniones breves programadas permiten revisar el estado de los pacientes, discutir desafíos previstos y aclarar roles y responsabilidades. Estas reuniones garantizan que todas las personas involucradas tengan una comprensión clara de las necesidades del paciente para el día.

2. Desarrollar una cultura de seguridad psicológica

- **Fomentar el diálogo abierto**: Crear un entorno en el que los miembros del equipo se sientan seguros para expresarse sin temor a represalias es clave para abordar las inquietudes en tiempo real. Los líderes pueden reforzarlo invitando abiertamente a hacer preguntas y mostrando aprecio por los aportes de todos.
- **Formación en Comunicación No Violenta (NVC)**: Capacitar al personal en métodos de NVC puede ayudar a

reducir los conflictos, permitiendo que los miembros del equipo expresen inquietudes de forma respetuosa y constructiva. Este método enfatiza la empatía y la escucha activa, lo que puede cerrar brechas de comunicación.

- **Sesiones de debriefing**: Los debriefings periódicos después de eventos o procedimientos significativos brindan un momento estructurado para discutir lo que salió bien, identificar desafíos y abordar abiertamente cualquier falla de comunicación que haya ocurrido.

3. Usar tecnología para la comunicación en tiempo real

- **Registros Electrónicos de Salud (EHR/RCE) y plataformas de comunicación**: EHR efectivos con funciones de mensajería segura permiten actualizaciones en tiempo real, haciendo que los datos del paciente sean más accesibles para cada miembro del equipo. Las plataformas digitales compartidas también agilizan la coordinación de la atención, especialmente en entornos multidisciplinarios.
- **Telemedicina y videoconferencias**: Cuando la comunicación directa y presencial es limitada, el uso de la telemedicina para interconsultas y de videoconferencias para actualizaciones familiares o reuniones de equipo puede garantizar que la información se transmita de manera oportuna y precisa.

4. Incorporar a las familias en el equipo de atención

- **Técnicas de Teach-Back y Ask-Me-3**: Estos métodos involucran a los cuidadores en la atención de su hijo al animarlos a hacer preguntas y a repetir la información para asegurar la comprensión. Los familiares pueden alertar a los profesionales sobre cambios en la condición del niño, cerrando brechas en la atención.
- **Rondas familiares diarias**: Incluir a las familias en las rondas diarias puede mejorar la comprensión y brindar a los cuidadores la oportunidad de aclarar información. Les permite

escuchar los aportes de todo el equipo de atención, mejorando la transparencia y la comunicación.

- **Recursos educativos y actualizaciones constantes**: Proporcionar materiales claros, en formato escrito o digital, puede ayudar a las familias a comprender el plan de atención del niño. Las actualizaciones periódicas reducen su estrés y mejoran la adherencia a las indicaciones de cuidado tras el alta.

5. Fomentar el aprendizaje y el desarrollo basados en el equipo

- **Capacitación interdisciplinaria y ejercicios de simulación**: Los ejercicios de simulación permiten a los equipos multidisciplinarios practicar la coordinación en escenarios de la vida real, mejorando la familiaridad con los roles de los demás. Los escenarios específicos pediátricos pueden ser especialmente valiosos para la formación.
- **Educación continua conjunta**: Las sesiones periódicas de formación interdepartamental centradas en la seguridad pediátrica, las estrategias de comunicación y el trabajo en equipo fomentan la camaradería y la responsabilidad compartida. Refuerzan la idea de que cada miembro del equipo contribuye a la seguridad del paciente.
- **Incentivos basados en el equipo y programas de reconocimiento**: Reconocer los logros del equipo relacionados con la seguridad del paciente o la calidad de la atención puede motivar al personal, creando un ciclo de retroalimentación positiva para la colaboración y la comunicación.

Al integrar estas estrategias, los equipos de atención pediátrica pueden establecer un entorno rico en comunicación que minimice los errores y mejore la satisfacción de los pacientes y las familias. Este compromiso con prácticas transparentes y colaborativas es clave para brindar una atención pediátrica segura y de alta calidad.

EMPODERAMIENTO DE PACIENTES Y FAMILIAS

El empoderamiento de los pacientes y las familias es fundamental para promover la participación y la toma de decisiones compartida en la atención pediátrica.

Empoderar a las familias para que participen activamente en el cuidado de su hijo implica un enfoque multifacético que incluye educación, defensa y servicios de apoyo. Estas son estrategias clave para cada área:

1. Educación

- **Programas educativos centrados en la familia**: Desarrolle programas educativos personalizados que aborden las necesidades y condiciones específicas de cada niño. Incluya talleres periódicos, sesiones informativas y acceso a recursos en línea que proporcionen información clara y accionable sobre el cuidado infantil, los procedimientos médicos y las opciones de tratamiento.
- **Iniciativas de alfabetización en salud**: Cree recursos que mejoren la alfabetización en salud, asegurando que las familias comprendan la terminología médica, los planes de tratamiento y las implicaciones a largo plazo de distintas

opciones de atención. Utilice apoyos visuales, lenguaje sencillo y guías paso a paso.

- **Aprendizaje entre pares**: Fomente la educación entre pares facilitando oportunidades de aprendizaje de familia a familia. Las familias pueden compartir conocimientos, desafíos y soluciones basados en sus propias experiencias, fomentando una red de apoyo.

Herramientas para la toma de decisiones: Ofrezca herramientas interactivas (como aplicaciones móviles o árboles de decisión) que ayuden a padres y cuidadores a sopesar los pros y los contras de las opciones de atención, seguir los hitos y mantenerse informados sobre próximas citas y acciones necesarias.63

2. Defensa

- **Formación en defensa de derechos para las familias**: Proporcione capacitación para dotar a las familias de habilidades en comunicación eficaz, autodefensa y resolución de conflictos, permitiéndoles ser defensores seguros de las necesidades de salud de su hijo.
- **Acceso a recursos legales**: Ayude a las familias a comprender sus derechos, especialmente al navegar por seguros, educación especial y apoyos por discapacidad. Colabore con asesores legales para ofrecer consultas gratuitas o de bajo costo para transitar sistemas médicos o educativos complejos.
- **Apoyo para la coordinación de la atención**: Asigne coordinadores de atención para ayudar a las familias a comunicarse eficazmente con los profesionales de la salud, el personal escolar y las agencias comunitarias, asegurando que puedan abogar por una atención coherente y de alta calidad en todos los entornos.
- **Oportunidades de participación en políticas públicas**: Involucre a las familias en esfuerzos de defensa a nivel de políticas, como participar en sesiones legislativas o paneles

consultivos, de modo que tengan voz en la configuración del panorama de la atención sanitaria infantil.

3. Servicios de apoyo

- **Grupos de apoyo para familias**: Cree grupos de apoyo presenciales o virtuales donde las familias puedan conectarse, compartir experiencias y apoyarse mutuamente. Considere ofrecer grupos especializados según condiciones, grupos etarios o necesidades familiares específicas.

,

- **Servicios de respiro y asesoramiento**: Brinde acceso a apoyo en salud mental y conductual y a opciones de cuidado de respiro para reducir el agotamiento de las personas cuidadoras y ayudar a las familias a mantener el bienestar emocional. Colabore con organizaciones comunitarias locales para ofrecer estos servicios a costo reducido o sin costo.
- **Asistencia para la navegación de recursos**: Asigne personal o voluntariado para ayudar a las familias a orientarse y acceder a los recursos comunitarios, como programas de asistencia económica, opciones locales de cuidado infantil y terapias especializadas. Esto puede aliviar el estrés y permitir que las familias se centren más en el cuidado.
- **Servicios culturales y lingüísticos específicos**: Ofrezca servicios de apoyo culturalmente pertinentes que respeten los orígenes, idiomas y tradiciones particulares de las familias. Proporcione intérpretes, materiales traducidos y recursos adaptados culturalmente para hacer que la información y los servicios sean accesibles a poblaciones diversas.

CAPÍTULO CINCO

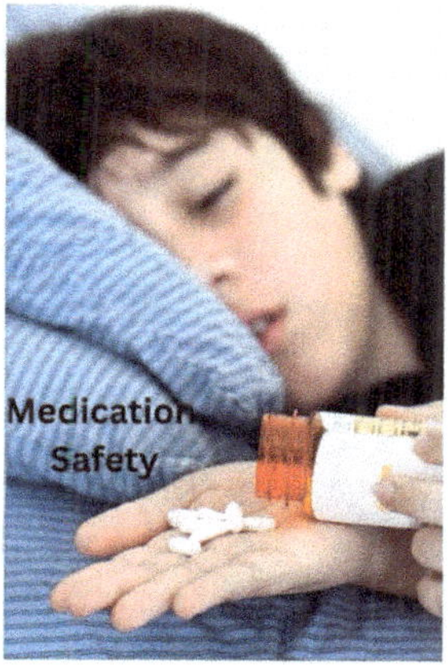

"Sanos y salvos: estrategias para prevenir errores de medicación en la atención sanitaria pediátrica"

Los errores de medicación suponen riesgos significativos para los pacientes pediátricos y son una de las principales causas de eventos adversos en los entornos sanitarios. En este capítulo, exploramos un amplio conjunto de estrategias para prevenir los errores de medicación en la atención sanitaria pediátrica. Al implementar protocolos sólidos, mejorar la comunicación y priorizar la seguridad del paciente, los profesionales de la salud pueden proteger el bienestar de los pacientes pediátricos y favorecer resultados positivos.

CAUSAS RAÍZ DE LOS ERRORES MÉDICOS

Fallos de comunicación

1. Transferencia de información incompleta: Una comunicación deficiente durante los traspasos de atención o los cambios de turno puede dar lugar a una transferencia de información incompleta y a errores posteriores.

2. Falta de estandarización: Las prácticas de comunicación inconsistentes pueden generar malentendidos y errores.

Factores humanos

1. Fatiga y agotamiento profesional (burnout): Los profesionales de la salud que experimentan fatiga o agotamiento profesional (burnout) tienen más probabilidades de cometer errores.

2. Distracción y multitarea: Las distracciones y la necesidad de realizar múltiples tareas pueden ocasionar lapsos de atención y equivocaciones.

Problemas sistémicos

1. Dotación de personal insuficiente: Una dotación de personal insuficiente puede provocar una mayor carga de trabajo y un mayor riesgo de errores.

2. Falta de recursos: El acceso limitado a recursos necesarios, como equipos o tecnología, puede comprometer la seguridad del paciente.

ERRORES DE MEDICACIÓN

Comprender el alcance de los errores de medicación en pediatría

La prescripción, dispensación y administración de medicamentos a pacientes pediátricos conlleva desafíos particulares que pueden aumentar el riesgo de errores de medicación. A continuación, se presenta un análisis detallado de estos desafíos y de los factores que contribuyen a posibles errores:

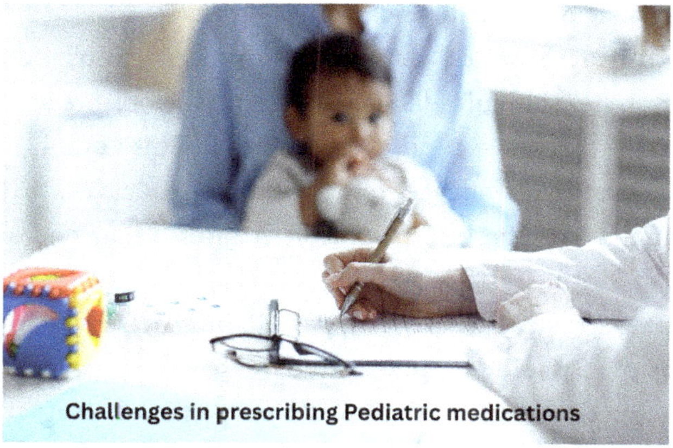

1. Desafíos particulares en la prescripción de medicamentos para pacientes pediátricos

• **Cálculos de dosificación específicos por edad**: Los pacientes pediátricos abarcan desde neonatos hasta adolescentes, cada uno con tasas metabólicas y composiciones corporales diferentes. A diferencia de los adultos, la dosificación pediátrica a menudo depende del peso del niño o de su superficie corporal, lo que hace que los cálculos precisos de la dosis sean complejos y propensos a errores.

• **Formulaciones específicas para pediatría limitadas**: Muchos medicamentos están diseñados principalmente para uso en adultos, lo que significa que con frecuencia no existen formulaciones o concentraciones pediátricas. Puede ser necesario recurrir a dosificación fuera de indicación (off-label) o a preparaciones magistrales, lo cual aumenta la probabilidad de errores de dosificación.

• **Variabilidad en la farmacocinética y la farmacodinámica**: Los niños metabolizan y responden a los medicamentos de manera diferente debido a su continuo desarrollo fisiológico. Factores como la edad, la madurez de los órganos y la actividad enzimática influyen en la absorción, distribución, metabolismo y excreción de los fármacos, lo que dificulta la estandarización de la dosificación.

• **Limitaciones de comunicación**: Los niños pequeños pueden tener dificultades para describir con precisión sus síntomas o efectos secundarios, lo que dificulta que los profesionales evalúen la eficacia o identifiquen reacciones adversas, y puede llevar a una interpretación errónea de las necesidades de tratamiento.

2. Desafíos particulares en la dispensación de medicamentos para pacientes pediátricos

• **Requisitos especializados de preparación magistral**: Es posible que los farmacéuticos deban preparar formulaciones líquidas o masticables si los comprimidos o las cápsulas no son apropiados para niños. La preparación magistral aumenta el riesgo de calcular mal las dosis o introducir contaminantes.

- **Falta de dispositivos de dosificación estandarizados**: Las jeringas dosificadoras, los goteros o los vasitos pueden estar calibrados de forma imprecisa, lo que conduce a una dosificación inconsistente. Las familias también pueden usar utensilios de medición domésticos, que suelen ser imprecisos y contribuyen a errores de dosificación.
- **Medicamentos de alto riesgo**: Ciertos medicamentos, como la insulina, los agentes quimioterápicos y los anticoagulantes, tienen márgenes terapéuticos estrechos, en los que incluso pequeños errores de dispensación pueden causar efectos adversos graves. Los pacientes pediátricos son particularmente vulnerables a dichos errores debido a su menor tamaño corporal y a su menor tolerancia a la sobredosificación.

3. Desafíos particulares en la administración de medicamentos a pacientes pediátricos

- **Dificultad para tragar medicamentos**: Muchos niños, especialmente los más pequeños, tienen dificultad para tragar comprimidos o cápsulas, lo que puede conducir a una dosificación inadecuada si el medicamento debe triturarse, dividirse o administrarse en forma líquida.
- **Errores de administración por parte de los padres o cuidadores**: Cuando los medicamentos se administran en el hogar, los padres o cuidadores pueden, sin querer, dar dosis incorrectas o administrar el fármaco de forma inadecuada, en particular si carecen de instrucciones claras o si el fármaco requiere una preparación compleja.
- **Resistencia emocional de los pacientes**: Los pacientes pediátricos pueden resistirse a tomar medicamentos, lo que dificulta la administración de dosis precisas. En los casos en que los niños escupen, vomitan o rechazan el medicamento,

resulta difícil determinar la dosis exacta absorbida, lo que puede conducir a infradosificación o sobredosificación.

- **Alta sensibilidad a efectos adversos**: Debido a su crecimiento y desarrollo continuos, los pacientes pediátricos pueden ser más sensibles a los efectos secundarios de los medicamentos, y pequeñas variaciones en la dosis pueden provocar reacciones adversas significativas.

4. Factores que contribuyen a los errores de medicación en pacientes pediátricos

- **Errores de cálculo**: Las dosis basadas en el peso o la superficie corporal son propensas a errores, especialmente si las unidades se convierten de forma incorrecta o si los ajustes de redondeo se aplican mal. Incluso un pequeño error de cálculo puede provocar inexactitudes sustanciales en la dosificación.
- **Brechas de comunicación**: La mala comunicación entre profesionales, farmacéuticos y cuidadores puede dar lugar a dosis incorrectas o malentendidos sobre cómo y cuándo administrar el medicamento. En casos complejos, pueden intervenir múltiples profesionales de la salud, lo que aumenta el riesgo de fallas de comunicación.
- **Documentación incompleta o inexacta**: Los registros médicos inexactos o incompletos, especialmente en lo relativo al peso del niño, alergias o medicación actual, pueden conducir a errores en la prescripción y administración del medicamento. La actualización periódica del peso es fundamental para la dosificación, pero puede pasarse por alto.
- **Falta de guías específicas para pediatría**: Dado que existen ensayos clínicos y guías farmacológicas específicas pediátricas limitados, muchos medicamentos se prescriben fuera de indicación, lo que lleva a variaciones en las recomendaciones de dosificación y a prácticas potencialmente inseguras.

Capacitación inadecuada de padres o cuidadores: A muchos cuidadores se les brinda poca o ninguna capacitación sobre cómo medir y administrar correctamente los medicamentos, lo que aumenta el riesgo de errores de dosificación. Sin instrucciones y educación claras, los cuidadores pueden malinterpretar la frecuencia, el momento o la dosis requerida.

- **Regímenes de medicación complejos**: Los pacientes pediátricos con afecciones crónicas o complejas pueden requerir múltiples medicamentos con diferentes esquemas de dosificación, lo que incrementa la probabilidad de dosis omitidas o duplicadas. Esto puede resultar abrumador tanto para los profesionales de la salud como para las familias, aumentando la probabilidad de errores.

Estrategias para mitigar los errores de medicación en la atención pediátrica

- **Tablas estandarizadas de dosificación basada en el peso**: El uso de tablas estandarizadas puede reducir los errores de cálculo al proporcionar dosis predeterminadas según rangos de peso. Integrar calculadoras electrónicas de dosificación en los registros médicos electrónicos (EMR) también puede favorecer una dosificación precisa.
- **Protocolos de comunicación reforzados**: Implementar protocolos de comunicación claros entre los equipos de salud y proporcionar a los cuidadores instrucciones detalladas y fáciles de comprender puede reducir malentendidos y errores.
- **Programas de educación para padres y cuidadores**: Educar a las familias sobre la importancia de la dosificación precisa, las técnicas adecuadas de administración y el uso de instrumentos de medición exactos es esencial para reducir los errores en el hogar. Asimismo, se debe advertir a los padres que no fraccionen los medicamentos en dosis más pequeñas ni dupliquen dosis sin una orden del profesional prescriptor, incluso por motivos de insuficiencia económica familiar.

- **Revisión y asesoramiento por parte del farmacéutico**: La participación de un farmacéutico en la revisión de las recetas y en el asesoramiento a las familias sobre los métodos adecuados de administración puede ayudar a detectar y prevenir errores de dosificación o dispensación.
- **Etiquetas e instrucciones de medicación específicas para pediatría**: Un etiquetado claro, centrado en pediatría, con instrucciones de dosificación y administración apropiadas para la edad, puede ayudar a las familias a comprender y seguir los protocolos de medicación.

PROTOCOLOS DE SEGURIDAD DE LA MEDICACIÓN

Mejorar los protocolos de seguridad de la medicación

Los protocolos eficaces de seguridad de la medicación son esenciales para prevenir errores en la atención pediátrica. La seguridad de la medicación en pediatría puede mejorarse sustancialmente implementando buenas prácticas de conciliación de la medicación, prescripción estandarizada y procedimientos de doble verificación. Integrar la tecnología, como sistemas de prescripción electrónica y administración de medicamentos mediante códigos de barras, refuerza aún más estas prácticas. A continuación, se presenta un desglose de las mejores prácticas y el papel de la tecnología:

1. Mejores prácticas para la conciliación de la medicación

- **Revisión exhaustiva de la historia de medicación**: Obtener un historial completo y preciso de los medicamentos actuales del paciente, incluidos los de venta libre, vitaminas y suplementos. Involucrar a los padres o cuidadores para recoger información sobre cualquier medicación tomada en casa o prescrita por otros profesionales.

- **Documentación estandarizada**: Utilizar formularios estructurados o registros médicos electrónicos (EMR) para documentar los nombres de los medicamentos, las dosis, las vías y las frecuencias. Asegúrese de que la información esté estandarizada y sea claramente legible para todos los profesionales de la salud.
- **Conciliación en cada transición de la atención**: Realice la conciliación de la medicación cada vez que el paciente transite entre distintos entornos asistenciales (p. ej., al ingreso, al alta o al traslado entre servicios). Esto ayuda a verificar la coherencia en la medicación y previene omisiones no intencionadas, duplicidades o errores de dosificación.
- **Involucrar a múltiples miembros del equipo**: Fomente una conciliación colaborativa involucrando a médicos, farmacéuticos, enfermeras y cuidadores. La perspectiva única de cada integrante ayuda a identificar discrepancias y garantiza revisiones integrales.
- **Comunicación clara con las familias**: Educar a las familias sobre cualquier cambio en el régimen de medicación de su hijo. Proporcionar información por escrito y fomentar las preguntas para asegurar que las familias comprendan plenamente las nuevas recetas o los medicamentos suspendidos.

2. Prácticas de prescripción estandarizadas

- **Uso de guías de dosificación basadas en el peso**: Establecer guías para calcular las dosis según el peso o la superficie corporal, lo cual es fundamental en poblaciones pediátricas. Los protocolos de dosificación estandarizados ayudan a reducir los errores relacionados con cálculos erróneos.
- **Utilizar formularios de medicamentos preaprobados**: Limitar la prescripción a una lista establecida de medicamentos que hayan sido exhaustivamente evaluados para uso pediátrico, reduciendo el uso fuera de indicación (off-label) y las posibles reacciones adversas.

• **Órdenes de prescripción claras y coherentes**: Evitar abreviaturas ambiguas, como "QD" para una vez al día o "U" para unidades, ya que pueden interpretarse de forma errónea. Utilizar un lenguaje claro y proporcionar instrucciones completas (p. ej., "una vez al día por la mañana").

• **Estandarice las concentraciones y las unidades**: Asegúrese de que todos los medicamentos se prescriban en las mismas unidades (p. ej., mg/kg) para evitar errores de cálculo o conversión. Evite, si es posible, las dosis fraccionadas y utilice siempre unidades del sistema métrico.

• **Alertas automáticas sobre interacciones farmacológicas y alergias**: Implemente alertas en el registro médico electrónico (EMR) que adviertan a los prescriptores sobre posibles interacciones farmacológicas, alergias o errores de dosificación según el peso o la edad del paciente pediátrico. Estas alertas funcionan como una barrera de seguridad y ayudan a los profesionales a tomar decisiones informadas.

3. Procedimientos de doble verificación

• **Verificación por dos personas para medicamentos de alto riesgo**: Exija dobles verificaciones por parte de dos profesionales de la salud para los medicamentos de alto riesgo (p. ej., quimioterapia, insulina, anticoagulantes). Cada persona revisa de forma independiente la dosis, la vía y los datos del paciente antes de la administración.

• **Cálculo independiente de la dosis**: En las dosificaciones basadas en el peso, dos profesionales deben calcular la dosis de forma independiente y comparar los resultados. Este enfoque de doble verificación es especialmente importante en pediatría, donde pequeños errores de cálculo pueden provocar errores significativos.

• **Escaneo de códigos de barras**: Fomente el uso de la tecnología de escaneo de códigos de barras para verificar el paciente correcto, el medicamento correcto, la dosis correcta, la vía correcta y la hora correcta. Este proceso automatiza la verificación y ayuda a prevenir errores en tiempo real.

- **Documentación de las dobles verificaciones**: Documente todas las dobles verificaciones en el registro médico del paciente, incluidos los nombres de los profesionales de la salud implicados, para crear una clara trazabilidad de responsabilidades y proporcionar un registro para revisiones futuras.
- **Verificación por la familia/cuidadores**: Fomente que los familiares/cuidadores verifiquen el medicamento, la dosis y el horario siempre que sea posible. Las familias informadas que se sienten empoderadas para hacer preguntas pueden actuar como una capa adicional de seguridad.

4. Papel de la tecnología en la mejora de la seguridad de la medicación

- **Sistemas de prescripción electrónica (e-prescribing)**
  - **Cálculo automatizado de dosis y dosificación basada en el peso**: Los sistemas de prescripción electrónica pueden calcular automáticamente las dosis basadas en el peso, reduciendo los errores causados por cálculos manuales
  - **Alertas de Apoyo a la Decisión Clínica (CDS)**: El CDS integrado en los sistemas de prescripción electrónica puede señalar posibles interacciones farmacológicas, alergias o problemas de dosificación según factores específicos del paciente como la edad, el peso u otras condiciones.
  - **Minimización de prescripciones ilegibles**: La prescripción electrónica elimina el problema de la legibilidad de la escritura a mano, garantizando que los farmacéuticos y cuidadores reciban instrucciones claras.
  - **Comunicación optimizada con las farmacias**: Las prescripciones electrónicas se envían directamente a las farmacias, reduciendo las demoras y los errores de transcripción asociados al envío por fax o a las recetas manuscritas.

- **Administración de medicamentos con código de barras (BCMA)**
  - **Verificación del paciente correcto**: Los sistemas BCMA ayudan a confirmar la identidad del paciente al escanear los códigos de barras de la pulsera del paciente y comparar la información con el medicamento prescrito, reduciendo la probabilidad de administrar un medicamento al paciente equivocado.
  - **Verificación de la dosis en tiempo real**: Escanear el código de barras del medicamento garantiza que se administre la dosis correcta en la hora correcta, mejora la adherencia a los horarios de dosificación y reduce el riesgo de dosis omitidas o duplicadas.

Documentación automatizada: Los sistemas BCMA documentan automáticamente cada dosis administrada, creando un registro exacto con marca de tiempo en el registro médico electrónico (EMR). Esto ayuda a los profesionales de la salud a realizar el seguimiento de la adherencia a la medicación e identificar dosis omitidas o retrasadas.

- **Gabinetes de Dispensación Automatizados (ADCs)**
  - **Acceso controlado a los medicamentos**: Los ADC ayudan a evitar el acceso no autorizado a los medicamentos y a reducir errores al dispensar la dosis exacta necesaria según la orden de prescripción.
  - **Reducción de errores en la selección de medicamentos**: Al organizar los medicamentos según los perfiles de los pacientes, los ADC minimizan los errores de selección, especialmente con medicamentos de aspecto similar o con nombres parecidos.
  - **Integración con los registros médicos electrónicos (EMR)**: Los ADC pueden sincronizarse con los EMR, actualizando en tiempo real los registros de medicación del paciente y

emitiendo alertas si se dispensa un fármaco fuera de la dosis o la frecuencia prescritas.

- **Telemedicina y monitoreo remoto**
  - **Acceso a consulta con especialistas**: La telemedicina permite un acceso rápido a especialistas pediátricos que pueden aportar criterios sobre regímenes de medicación complejos, mejorando la precisión en la prescripción y la administración.
  - **Monitoreo y apoyo en tiempo real**: El monitoreo remoto de la adherencia a la medicación y de los efectos adversos permite a los profesionales de la salud responder con rapidez a los problemas, especialmente en pacientes de alto riesgo o con enfermedades crónicas.

Al implementar estas mejores prácticas y aprovechar la tecnología, los profesionales de la salud pueden mejorar la seguridad de la medicación, minimizar los errores y ofrecer una atención más segura y eficaz a los pacientes pediátricos.

Mejorar el etiquetado y el envasado de los medicamentos

Un etiquetado y un envasado de los medicamentos claros y precisos son fundamentales para prevenir errores en la administración de medicación pediátrica. Las estrategias para mejorar el etiquetado de los medicamentos incluyen formatos estandarizados, etiquetas codificadas por colores e instrucciones de dosificación adecuadas a la edad.

Mejorar el etiquetado de los medicamentos es esencial para reducir errores y garantizar un uso seguro y preciso de la medicación en la atención pediátrica. A continuación se presentan estrategias para optimizar el etiquetado de los medicamentos, así como la importancia de una comunicación clara entre los profesionales de la salud y los farmacéuticos respecto de las órdenes de medicación.

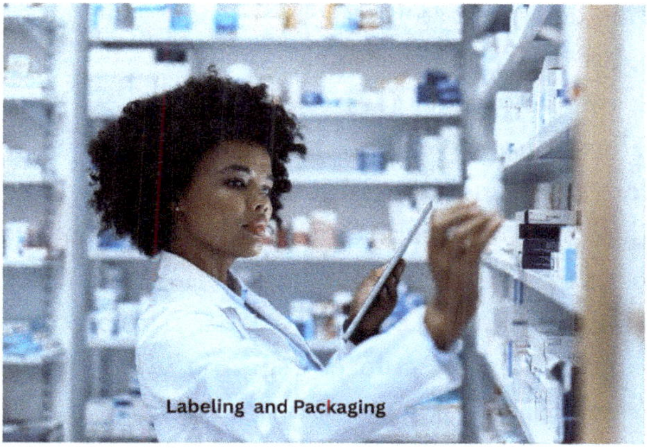

1. Formatos de etiquetado estandarizados

- **Disposición y terminología coherentes**: Use un formato de etiqueta estandarizado que incluya información esencial en un orden consistente, como el nombre del medicamento, la dosis, la frecuencia, la vía de administración y la fecha de vencimiento. Evite la jerga o las abreviaturas que puedan confundir a los cuidadores.
- **Fuente en negrita y clara**: Las etiquetas deben usar fuentes y tamaños de fácil lectura, especialmente para información crítica como las instrucciones de dosificación. Ponga en negrita o resalte el nombre del medicamento y la dosis, ya que son las piezas de información más importantes.
- **Agrupación lógica de la información**: Organice las etiquetas de modo que la información relacionada esté agrupada. Por ejemplo, incluya la frecuencia y el horario de dosificación en la misma área, y separe claramente las advertencias o contraindicaciones.

Instrucciones destacadas sobre conservación y seguridad: El etiquetado debe incluir orientación clara sobre la conservación (p. ej., refrigeración si es necesario) y cualquier precaución de seguridad (p. ej., "Manténgase fuera del alcance de los niños").

2. Etiquetas codificadas por colores

- **Colores distintivos para medicamentos de alto riesgo**: Use colores específicos para identificar los medicamentos de alto riesgo (p. ej., rojo para anticoagulantes o agentes quimioterápicos) a fin de alertar rápidamente a los cuidadores y a los profesionales de la salud para que extremen las precauciones.
- **Codificación por colores según la vía de administración**: Asigne colores para representar diferentes vías de administración, como verde para medicamentos orales, azul para tópicos y morado para inyectables. Esto reduce el riesgo de administrar el medicamento por una vía incorrecta.
- **Codificación por colores específica para pediatría**: Considere utilizar una codificación por colores que indique los medicamentos formulados o dosificados específicamente para uso pediátrico. Esto ayuda a que farmacéuticos y cuidadores identifiquen rápidamente los medicamentos adecuados para niños.

3. Instrucciones de dosificación adecuadas a la edad

- **Tablas de dosificación por peso y por edad**: Incluya tablas de dosificación en la etiqueta o como inserto que detallen claramente las dosis por categorías de edad y peso. Esto es especialmente importante en pacientes pediátricos, donde la dosificación debe estar altamente individualizada.
- **Evitar fracciones y simplificar las mediciones**: Siempre que sea posible, evite las dosis fraccionadas (p. ej., ½ cucharadita) para reducir la complejidad de la dosificación. Utilice mediciones en mililitros (mL) y proporcione dispositivos de dosificación calibrados (p. ej., jeringas o goteros) para ayudar a los cuidadores a medir las dosis con precisión.
- **Elementos visuales claros y lenguaje sencillo**: Use gráficos o iconos para personas que no sepan leer o cuidadores

a quienes les cueste la terminología médica. Imágenes sencillas que indiquen el horario de las dosis (p. ej., mañana, tarde, antes de acostarse) también pueden ayudar.

• **Etiquetas de advertencia para restricciones específicas por edad**: Si ciertos medicamentos están contraindicados o plantean riesgos específicos para determinados grupos de edad, incluya etiquetas de advertencia claras que especifiquen estas restricciones por edad para evitar una administración accidental.

4. La importancia de una comunicación clara entre los profesionales de la salud y los farmacéuticos

• **Terminología clara y coherente**: Estandarice el lenguaje utilizado entre los profesionales y los farmacéuticos para minimizar malentendidos. Evite utilizar abreviaturas o taquigrafías potencialmente ambiguas que puedan interpretarse mal (p. ej., "U" para unidades, "QD" para una vez al día).

• **Verificación de los cálculos de dosis**: Anime a los farmacéuticos a verificar las dosis, especialmente en entornos pediátricos donde se requiere dosificación basada en el peso. Una comunicación clara sobre la edad, el peso y el estado de salud del paciente permite a los farmacéuticos realizar una doble verificación de la dosis prescrita.

• **Conciliación de la medicación colaborativa**: Durante las transiciones asistenciales, asegúrese de que los profesionales y los farmacéuticos trabajen conjuntamente para conciliar toda la medicación, evitando duplicidades u omisiones. Esto puede reducir los errores, especialmente cuando los pacientes se trasladan entre distintos servicios o entornos de atención.

• **Confirmación de las instrucciones de administración**: Los profesionales deben comunicar con claridad cualquier instrucción específica de administración (p. ej., tomar con alimentos, evitar ciertos alimentos o medicamentos) a los farmacéuticos. Esto garantiza un etiquetado preciso y orientaciones claras para las familias.

- **Canales de retroalimentación ágiles**: Establezca sistemas (p. ej., mensajería segura dentro de los registros electrónicos de salud [EHR/RCE]) que permitan a los farmacéuticos formular preguntas con prontitud o aclarar ambigüedades con los profesionales prescriptores. Esta comunicación abierta reduce los errores y permite aclaraciones en tiempo real.
- La implementación de estas estrategias para mejorar el etiquetado y promover una comunicación clara y coherente entre los profesionales de la salud, los farmacéuticos y los equipos de atención pediátrica puede mejorar significativamente la seguridad de la medicación, reducir errores y apoyar a las familias para que administren los medicamentos con precisión.

Formación de los profesionales de la salud y de las familias

La educación es clave para prevenir los errores de medicación en la atención pediátrica.

La capacitación integral de los profesionales de la salud y la educación efectiva para las familias son cruciales para garantizar la seguridad de la medicación en la atención pediátrica. A continuación se explica por qué cada una es esencial y las mejores estrategias para lograr ambas.

Importancia de la capacitación integral para los profesionales de la salud

1 Major seguridad del paciente: Los errores de medicación constituyen un riesgo significativo en la atención pediátrica, donde pequeños errores de cálculo o dosis incorrectas pueden tener consecuencias graves. La capacitación de los profesionales en los protocolos de seguridad de la medicación fomenta una cultura de cautela y precisión, reduciendo el riesgo de daño.

2 **Cálculos de dosis precisos**: La dosificación pediátrica suele basarse en el peso o en la superficie corporal, lo que requiere cálculos precisos. La capacitación refuerza la importancia de calcular las dosis con exactitud y garantiza que los profesionales dominen el uso de guías de dosificación basadas en el peso y específicas por edad.

3 **Comprensión de la farmacología pediátrica**: Los niños metabolizan y responden a los medicamentos de manera diferente a los adultos. La capacitación especializada en farmacología pediátrica ayuda a los profesionales a comprender estas diferencias, asegurando que elijan el medicamento correcto y ajusten las dosis según factores del desarrollo.

4 **Confianza en situaciones de alto riesgo**: Al prescribir o administrar medicamentos de alto riesgo (p. ej., quimioterapia, insulina), los profesionales deben conocer a fondo los protocolos de seguridad específicos. La capacitación periódica garantiza que los profesionales de la salud puedan manejar estas situaciones con confianza, reduciendo la ansiedad y aumentando el foco en la seguridad del paciente.

Estrategias de capacitación para los profesionales de la salud

- **Capacitación periódica basada en simulación**: Utilice escenarios de simulación que imiten casos pediátricos reales para ayudar a los profesionales a practicar cálculos, ajustes de dosis y administración de medicamentos. Las simulaciones son especialmente valiosas para preparar a los profesionales para situaciones de alto riesgo en un entorno controlado.
- **Formación en protocolos estandarizados**: Asegúrese de que todos los profesionales estén formados en protocolos estandarizados para la administración de medicamentos, los procedimientos de doble verificación y las alertas de seguridad.

Las revisiones y actualizaciones periódicas de los protocolos mantienen a los profesionales alineados con las últimas mejores prácticas.

- **Talleres de farmacología y educación continua**: Ofrezca talleres y educación continua en farmacología pediátrica, enfocándose en los factores del desarrollo que influyen en la absorción, el metabolismo y la excreción de fármacos. Estas sesiones también deben abarcar investigaciones nuevas, guías actualizadas y medicamentos emergentes.
- **Revisión de casos interdisciplinaria**: Anime a los equipos de salud, incluidos farmacéuticos, médicos y personal de enfermería, a participar en revisiones periódicas de casos centradas en la seguridad de la medicación. Estas revisiones permiten discusiones abiertas sobre casos complejos, errores y estrategias de mejora, promoviendo una cultura de aprendizaje y mejora continuos.
- **Evaluación anual de competencias**: Implemente evaluaciones anuales para valorar la competencia en protocolos de seguridad de la medicación, cálculos de dosis y conocimientos de farmacología. Las evaluaciones ayudan a identificar áreas en las que los profesionales pueden necesitar formación o apoyo adicional.

Educación a las familias sobre la administración segura de medicamentos

Educar a las familias es esencial, pues a menudo son responsables de administrar los medicamentos en el hogar. Una educación adecuada reduce el riesgo de errores de administración y aumenta la adherencia, lo cual es vital para un tratamiento eficaz.

Importancia de la educación a las familias

1 Cuidadores empoderados e informados: Cuando las familias comprenden el medicamento, su propósito y cómo administrarlo correctamente, se sienten más seguras al manejar la atención de su hijo.

2 Reducción de errores en el hogar: Las familias capacitadas en técnicas de administración, medición de dosis y horarios tienen menos probabilidades de cometer errores, como dar una dosis o una frecuencia incorrectas.

3 Detección temprana de efectos adversos: Educar a las familias sobre los posibles efectos adversos les ayuda a reconocer signos de reacciones negativas de forma temprana, permitiéndoles buscar atención médica rápidamente.

4 Mayor adherencia: Cuando las familias comprenden la importancia de adherirse a la medicación, es más probable que sigan el esquema prescrito, lo que conduce a mejores resultados de salud para el niño.

Estrategias para educar a las familias

- **Sesiones de demostración y práctica**: Antes del alta o de iniciar la administración de un medicamento nuevo, ofrezca sesiones prácticas en las que las familias puedan ensayar la medición y administración de dosis bajo la supervisión de un profesional de la salud. Proporcione jeringas dosificadoras, goteros u otras herramientas de medición precisas para reforzar la técnica correcta.

- **Materiales educativos fáciles de entender**: Elabore materiales con instrucciones claras paso a paso, elementos visuales y lenguaje simplificado. Incluya un esquema de dosificación, posibles efectos secundarios a vigilar y la información de contacto para consultas. Considere tutoriales en video o recursos basados en aplicaciones para mayor accesibilidad.

- **Método Teach-Back**: Tras brindar la educación, pida a las familias que expliquen o demuestren lo que aprendieron. Este enfoque confirma que comprenden las instrucciones y permite a los profesionales aclarar cualquier malentendido.

- **Concienciación sobre los efectos secundarios y guía de manejo**: Proporcione a las familias una lista de efectos secundarios frecuentes y graves, junto con instrucciones sobre qué hacer si observan alguno. Haga hincapié en cuándo buscar atención médica inmediata, lo que ayuda a las familias a sentirse más preparadas y reduce la probabilidad de retrasar la atención.
- **Reforzar la importancia de la adherencia**: Explique a las familias por qué la adherencia es crucial, particularmente en afecciones crónicas o críticas. Resalte la importancia de los horarios, la dosificación constante y completar el curso del medicamento incluso si los síntomas mejoran.
- **Proporcionar un canal de contacto**: Asegúrese de que las familias sepan cómo comunicarse con los profesionales de la salud si tienen preguntas o inquietudes. Ofrecer un número de guardia o acceso a un farmacéutico puede ser especialmente útil para consultas relacionadas con medicamentos.

NOTIFICACIÓN DE ERRORES

Fomentar la colaboración interdisciplinaria

La colaboración interdisciplinaria es esencial para prevenir los errores de medicación y promover la seguridad del paciente en la atención pediátrica.

La comunicación eficaz y el trabajo en equipo entre los profesionales de la salud, incluidos médicos, enfermeros, farmacéuticos y profesionales afines, son fundamentales para brindar una atención pediátrica segura y de alta calidad. La atención colaborativa no solo mejora los resultados de los pacientes, sino que también aumenta la satisfacción y reduce los errores. A continuación se presentan las razones clave por las que la comunicación y el trabajo en equipo son esenciales, junto con estrategias para fomentar una cultura de colaboración y responsabilidad dentro de los equipos de salud.

Importancia de la comunicación y el trabajo en equipo en la atención de la salud

1. Mayor seguridad del paciente: La comunicación clara reduce el riesgo de errores de medicación, diagnósticos erróneos y brechas en la atención. Cuando los profesionales de la salud comparten de forma constante información crítica del paciente, se minimizan las probabilidades de error y se garantiza una continuidad asistencial sin interrupciones.

2. Atención integral del paciente: El trabajo en equipo permite perspectivas diversas de distintas especialidades, posibilitando una atención integral que aborda tanto las necesidades físicas como las emocionales de los pacientes y sus familias. Cada miembro del equipo aporta conocimientos únicos basados en su formación especializada, lo que se traduce en planes de atención más sólidos.

3. Mayor eficiencia: Cuando los profesionales de la salud trabajan de manera eficaz en conjunto, optimizan los procesos, reducen redundancias y gestionan los recursos con eficiencia. Esto permite tomar decisiones más rápidas, reduce los tiempos de espera de los pacientes y aumenta la productividad general en el entorno sanitario.

4. Mayor satisfacción de los profesionales: Los entornos colaborativos respaldan a los profesionales de la salud al promover el respeto mutuo y reducir la sensación de aislamiento. Una sólida cultura de equipo puede aumentar la satisfacción laboral, reducir el desgaste profesional y fomentar un sentido de propósito compartido entre los miembros del equipo.

5. Mejor participación del paciente y la familia: La comunicación eficaz ayuda a los equipos de salud a presentar un mensaje unificado a pacientes y familias, generando confianza y fomentando la participación activa en el proceso de atención. Es más probable que las familias se sientan informadas y empoderadas cuando reciben información coherente de todo el equipo de atención.

Estrategias para fomentar una cultura de colaboración y responsabilidad

1. Establecer funciones y responsabilidades claras

• **Claridad de funciones**: Defina con claridad las funciones y responsabilidades de cada miembro del equipo para evitar confusiones y solapamientos. Al comprender las tareas específicas de cada uno, los equipos de salud pueden trabajar con mayor eficiencia y evitar malentendidos.

• **Flexibilidad de funciones**: Aunque las funciones estén definidas, promueva la flexibilidad para adaptarse a las necesidades de cada caso. Fomente un entorno en el que los miembros del equipo puedan intervenir para apoyarse mutuamente cuando sea necesario, especialmente en situaciones de alto estrés o con limitaciones de tiempo.

• **Reuniones breves y encuentros interdisciplinarios**: Las reuniones interdisciplinarias periódicas permiten que cada miembro del equipo comparta actualizaciones, aclare funciones y discuta el plan de atención de cada paciente. Esto garantiza que todos estén alineados en objetivos y responsabilidades.

2. Promover una comunicación abierta y respetuosa

• **Utilizar herramientas de comunicación estructurada**: Herramientas como SBAR (Situación, Antecedentes, Evaluación, Recomendación) ayudan a estandarizar la comunicación, especialmente durante las entregas de turno, garantizando que la información crítica se transmita de forma concisa y precisa.

• **Fomentar una cultura de seguridad psicológica**: Cree un entorno en el que los miembros del equipo se sientan seguros para hablar, hacer preguntas y expresar inquietudes. Cuando las personas se sienten respetadas y valoradas, es más probable que compartan observaciones que podrían mejorar los resultados del paciente.

• **Retroalimentación y debriefing regulares**: Promueva canales abiertos de retroalimentación en los que los miembros del equipo puedan reflexionar sobre lo que funcionó bien e identificar áreas de mejora. Los debriefings posteriores al turno o las revisiones de casos brindan oportunidades constructivas para discutir desafíos y fomentar el respeto mutuo.

3. Implementar procesos colaborativos de toma de decisiones

- **Rondas interdisciplinarias**: Realice rondas diarias o semanales que incluyan aportes de todos los profesionales de la salud pertinentes, desde médicos y enfermeros hasta farmacéuticos y trabajadores sociales. Este enfoque colaborativo permite planes de atención integrales que consideran todos los aspectos de la salud del paciente.
- **Establecimiento conjunto de metas**: Involucre a todo el equipo asistencial en el establecimiento de objetivos a corto y largo plazo para el paciente. La definición colaborativa de metas garantiza que todos los profesionales trabajen hacia los mismos resultados y ayuda a prevenir intervenciones contrapuestas o redundantes.
- **Toma de decisiones compartida con las familias**: Involucre a las familias como parte del equipo, incorporándolas en las conversaciones sobre la atención y en los procesos de toma de decisiones. Este enfoque refuerza la confianza de la familia y promueve un diálogo abierto, especialmente en relación con las necesidades y valores del paciente.

4. Utilizar la tecnología para apoyar el trabajo en equipo

- **Registros Electrónicos de Salud (EHR/RCE) para una comunicación unificada**: Utilice sistemas de EHR/RCE que permitan a todos los profesionales involucrados en la atención del paciente acceder y actualizar los registros en tiempo real. El acceso unificado al EHR/RCE minimiza las brechas de comunicación y proporciona información actualizada sobre el estado y el tratamiento del paciente.
- **Plataformas de comunicación para actualizaciones instantáneas**: Utilice plataformas o aplicaciones de comunica-

ción seguras que permitan actualizaciones rápidas y en tiempo real entre los miembros del equipo. Estas herramientas son particularmente útiles en situaciones urgentes o para compartir cambios en los planes de atención.

- **Herramientas compartidas de gestión de tareas**: Implemente sistemas de gestión de tareas que detallen las responsabilidades y el progreso de cada miembro del equipo. Esto puede reforzar la responsabilidad y ayudar a evitar que se pasen por alto tareas.

5. Fomentar la responsabilidad mediante estándares claros y mejora continua

Establecer estándares de atención compartidos: Desarrolle protocolos y guías estandarizados que todos los miembros del equipo sigan, garantizando la coherencia y un compromiso compartido con la atención de alta calidad. Los estándares también proporcionan una base para la responsabilidad, ya que cada profesional conoce los parámetros que se espera que cumpla.

Fomentar la responsabilidad entre pares: Cultive una cultura en la que los miembros del equipo se sientan cómodos responsabilizándose mutuamente de manera constructiva y de apoyo. Esta responsabilidad mutua refuerza los objetivos compartidos y mejora el trabajo en equipo.

- **Formación continua en atención basada en equipos**: Ofrezca programas de capacitación que destaquen los principios del trabajo en equipo, la comunicación y la responsabilidad compartida. Esto puede incluir talleres de formación de equipos, habilidades de liderazgo y resolución de conflictos, que capaciten a los miembros del equipo para manejar situaciones desafiantes de manera eficaz.

- **Revisión periódica del desempeño e iniciativas de mejora de la calidad**: Evalúe periódicamente el desempeño del equipo mediante auditorías, encuestas de retroalimentación y revisiones de casos. Utilice estas evaluaciones para identificar áreas de mejora, reconocer a los equipos de alto rendimiento y realizar los ajustes necesarios en los protocolos o en las prácticas de comunicación.

Al priorizar la comunicación abierta, establecer estándares claros y adoptar un enfoque de atención basado en equipos, los profesionales de la salud pueden crear un entorno en el que florezcan la colaboración y la responsabilidad. Esta cultura colaborativa no solo mejora la calidad de la atención para los pacientes pediátricos, sino que también promueve un ambiente laboral de apoyo, donde todos los miembros del equipo pueden contribuir y sentirse orgullosos de brindar la mejor atención posible.

Implementación de la notificación de errores y de iniciativas de mejora de la calidad

Los sistemas de notificación de errores y las iniciativas de mejora de la calidad son esenciales para identificar y abordar los errores de medicación en la atención pediátrica.

Establecer mecanismos sólidos de notificación, realizar análisis de causa raíz e implementar acciones correctivas son componentes fundamentales de un enfoque proactivo de la seguridad del paciente. En conjunto, estas prácticas ayudan a las organizaciones de salud a identificar, abordar y prevenir la recurrencia de los errores, fomentando en última instancia un entorno de atención más seguro y eficaz.

1. Importancia de mecanismos robustos de notificación

- **Identificación de problemas de seguridad**: Un mecanismo estructurado de notificación anima a los profesionales de la salud a documentar y reportar cualquier incidente, cuasiincidente (near-miss) o posible problema de seguridad. Este proceso permite a las organizaciones identificar patrones y vulnerabilidades en el proceso asistencial que, de otro modo, pasarían desapercibidos.

• **Fomentar una cultura de transparencia**: Los sistemas de notificación promueven la apertura al proporcionar un medio no punitivo para que el personal de salud comparta información sobre errores o cuasiincidentes. Esta transparencia genera confianza dentro del equipo y anima al personal a priorizar la seguridad sin temor a la culpabilización.

• **Respuesta oportuna y mitigación**: Con un sistema robusto de notificación en funcionamiento, las organizaciones de salud pueden responder con rapidez a los errores o riesgos potenciales. La acción inmediata puede mitigar el impacto potencial en los pacientes, permitiendo que los equipos aborden y corrijan los problemas antes de que escalen.

2. Realización de análisis de causa raíz (RCA)

Comprender la verdadera causa de los errores: Los RCA profundizan en los factores subyacentes que contribuyen a un error, y van más allá de los síntomas superficiales para identificar problemas sistémicos que pueden haber causado o contribuido al incidente. Este proceso es crucial para comprender las causas raíz en lugar de solo abordar los síntomas.

• **Identificación de problemas sistémicos y medidas preventivas**: Los RCA examinan el error desde múltiples ángulos, considerando factores humanos, debilidades de los procedimientos y factores del entorno. Al investigar a fondo cada factor, los RCA pueden descubrir problemas sistémicos, como fallas en la comunicación o defectos de procedimiento, que de otro modo permanecerían sin abordarse.

• **Promover una cultura sin culpabilización**: Los RCA se centran en comprender los procesos e identificar puntos de mejora en lugar de asignar culpa a las personas. Este enfoque fomenta una cultura en la que los profesionales de la salud se sienten seguros al discutir errores y trabajar de manera colaborativa para evitar su recurrencia, mejorando la cohesión del equipo y la moral.

3. Implementación de acciones correctivas

• **Transformar los hallazgos en soluciones concretas**: Tras identificar las causas raíz de un error, las organizaciones deben implementar acciones correctivas para prevenir eventos similares en el futuro. Estas acciones pueden implicar revisar protocolos, reforzar programas de capacitación o mejorar las estrategias de comunicación. Las acciones correctivas son una demostración tangible del compromiso de la organización con la seguridad.

• **Monitoreo y ajuste continuos**: Las acciones correctivas son más efectivas cuando se acompañan de un monitoreo continuo que garantice que estén cumpliendo sus objetivos previstos. El seguimiento regular permite a los equipos de salud ajustar las estrategias según sea necesario, asegurando que las soluciones sigan siendo pertinentes y efectivas con el tiempo.

• **Empoderar al personal para impulsar la mejora**: Implementar acciones correctivas crea oportunidades para que los profesionales de la salud participen directamente en la mejora de la calidad. Cuando el personal ve que sus reportes y aportes conducen a cambios reales, se involucra más y se motiva a contribuir activamente a las iniciativas de seguridad y calidad.

Estrategias para establecer un sistema eficaz de notificación, análisis y corrección

1 Políticas de notificación no punitivas: Fomente la notificación creando políticas que protejan a las personas de acciones disciplinarias cuando los errores se reportan de buena fe. Esto ayuda a reducir el miedo y garantiza que todos los miembros del equipo se sientan cómodos aportando a los esfuerzos de seguridad de la organización.

2 Herramientas estandarizadas de notificación: Utilice herramientas y procesos estandarizados (p. ej., sistemas electrónicos de notificación de incidentes) que permitan a los profesionales de la salud reportar problemas de manera eficiente y precisa. Los sistemas de notificación de fácil uso agilizan el proceso, fomentando mayores tasas de notificación.

3 Equipos multidisciplinarios de RCA: Establezca equipos de RCA con profesionales de la salud diversos, incluyendo personal médico, de enfermería, de farmacia y de administración. Los equipos multifuncionales aportan diferentes perspectivas al análisis, lo que lleva a una comprensión y soluciones más integrales.

4 Comunicación transparente de hallazgos y acciones: Comparta los hallazgos de los RCA y las acciones correctivas con todo el personal pertinente. Esta transparencia ayuda a mantener a todos informados, refuerza la importancia de las iniciativas de seguridad y destaca el compromiso de la organización con la mejora continua.

5 Educación y capacitación sobre el análisis de causa raíz: Proporcione formación periódica sobre la realización de RCA, ayudando al personal a desarrollar las habilidades para identificar causas raíz y diseñar soluciones concretas. Esta capacitación faculta a los equipos para aplicar los principios del RCA en su trabajo cotidiano, promoviendo un enfoque más proactivo para prevenir errores.

Beneficios de un sistema robusto de notificación y RCA

- **Reducción de la recurrencia de errores**: Al abordar las causas raíz e implementar acciones correctivas, las organizaciones de salud reducen significativamente la probabilidad de errores recurrentes, mejorando así la seguridad del paciente.
- **Mejora de la confianza y la moral del personal**: Un sistema bien implementado demuestra al personal que sus preocupaciones y aportes importan. Este compromiso con la seguridad genera confianza dentro de la organización, forta-

lece la moral y fomenta un enfoque proactivo de la atención al paciente.

- **Mejora de la calidad de la atención y de los resultados de los pacientes:** Cuando los profesionales de la salud se sienten seguros al reportar errores y participar en los RCA, la calidad general de la atención mejora. Identificar y abordar las debilidades previene eventos adversos y conduce a mejores resultados en los pacientes.

Al establecer un marco robusto para la notificación de errores, el análisis de causa raíz y la acción correctiva, las organizaciones de salud crean un ciclo de mejora continua que promueve la rendición de cuentas y la seguridad. Este marco no solo construye una cultura de excelencia, sino que también garantiza que cada experiencia, incluidas aquellas que implican errores, contribuya a un entorno asistencial más seguro y efectivo tanto para los pacientes como para los profesionales de la salud.

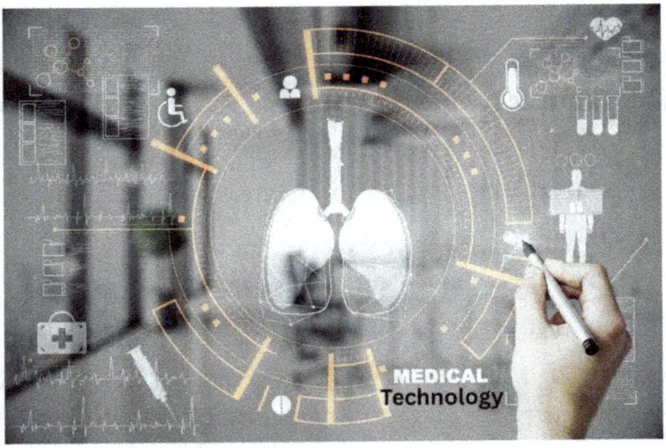

Adoptar la tecnología y la innovación

La tecnología y la innovación ofrecen oportunidades para

mejorar la seguridad de la medicación en la atención pediátrica.

La tecnología desempeña un papel cada vez más crítico en la prevención de errores de medicación y en garantizar prácticas seguras en el uso de medicamentos. Innovaciones como los registros electrónicos de salud, los sistemas de apoyo a la decisión clínica y las bombas de infusión inteligentes han revolucionado la manera en que los profesionales de la salud gestionan los medicamentos, mientras que tendencias emergentes como los servicios de telefarmacia y la inteligencia artificial (IA) prometen mejoras adicionales en la seguridad de la medicación.

Papel de las tecnologías clave en la prevención de errores de medicación

1 Registros Electrónicos de Salud (EHR/RCE)

- **Información integral del paciente**: Los EHR/RCE proporcionan un registro completo y centralizado de la historia clínica del paciente, incluidas las alergias, los medicamentos actuales, los resultados de laboratorio y los diagnósticos. Esto ayuda a los profesionales de la salud a tomar decisiones informadas y reduce el riesgo de errores de medicación causados por información incompleta.
- **Alertas y avisos automatizados**: Los EHR/RCE incluyen alertas integradas para posibles interacciones farmacológicas, terapias duplicadas o alergias, advirtiendo a los profesionales de la salud antes de que se produzca un error. Estas alertas son especialmente valiosas en entornos de alto volumen, donde los profesionales pueden ser propensos a omisiones.
- **Estandarización de las órdenes de medicación**: Los EHR/RCE ayudan a estandarizar las órdenes de medicación mediante el uso de plantillas estructuradas y listas desplegables, reduciendo la probabilidad de malinterpretaciones o

errores de dosificación que podrían surgir de prescripciones manuscritas.

2 Sistemas de Apoyo a la Decisión Clínica (CDSS)

◦ **Toma de decisiones guiada**: Los CDSS están diseñados para ayudar a los profesionales de la salud proporcionando recomendaciones en tiempo real basadas en la evidencia durante el proceso de prescripción y dispensación. Esto incluye orientación sobre la dosificación adaptada a la edad, el peso y la función renal del paciente, así como medicamentos alternativos sugeridos si se detecta una interacción farmacológica.

◦ **Reducción de la carga cognitiva**: Al señalar automáticamente medicamentos de alto riesgo o requisitos de dosificación complejos, los CDSS alivian parte de la carga cognitiva de los profesionales de la salud, permitiéndoles centrarse en aspectos críticos de la atención en lugar de verificar manualmente las interacciones o las dosis correctas.

• **Integración con los EHR/RCE**: Cuando se integran con los EHR/RCE, los CDSS mejoran la seguridad de la medicación utilizando datos específicos del paciente para guiar las decisiones. Por ejemplo, pueden detectar resultados de laboratorio anómalos que podrían contraindicar ciertos fármacos o sugerir ajustes de dosis para pacientes de alto riesgo.

1 Bombas de infusión inteligentes

◦ **Dosificación precisa y control de la velocidad**: Las bombas de infusión inteligentes son dispositivos programables que administran medicamentos por vía intravenosa con controles de dosificación de gran precisión. Ayudan a garantizar que los medicamentos se administren a la velocidad y el volumen correctos, especialmente en casos que requieren dosificación compleja, como en neonatos o en pacientes que reciben medicamentos críticos.

◦ **Bibliotecas de fármacos integradas y límites de segu-**

ridad: Estas bombas vienen equipadas con bibliotecas de fármacos que incluyen límites de seguridad predefinidos para cada medicamento, como velocidades de infusión máximas y mínimas. Si el personal de enfermería introduce por error una dosis fuera de estos límites, la bomba emitirá automáticamente una alerta, reduciendo el riesgo de sobredosificación o infradosificación.

- **Integración de datos con los EHR/RCE**: Muchas bombas de infusión inteligentes pueden conectarse con los EHR/RCE para registrar automáticamente los datos de administración de medicamentos, reduciendo los errores de introducción manual de datos y garantizando la exactitud en los registros del paciente.

Tendencias emergentes e innovaciones en la seguridad de la medicación

1 Servicios de telefarmacia

- **Ampliación del acceso a la experiencia farmacéutica**: Los servicios de telefarmacia permiten a los profesionales farmacéuticos brindar orientación de forma remota, garantizando que los pacientes en áreas desatendidas o rurales tengan acceso a asesoría profesional sobre medicamentos. Esto aumenta la adherencia y reduce la probabilidad de errores de dosificación en la autoadministración.
- **Verificación de medicación en tiempo real**: A través de la telefarmacia, los farmacéuticos pueden revisar y verificar electrónicamente las prescripciones, ofreciendo orientación tanto a pacientes como a profesionales de la salud sin necesidad de consultas presenciales. Esta verificación en tiempo real ayuda a prevenir errores de prescripción y proporciona apoyo oportuno a los equipos de atención sanitaria.
- **Soporte 24/7 para casos complejos**: Los servicios de telefarmacia ofrecen apoyo 24 horas al día, 7 días a la semana,

lo que permite a los profesionales de la salud consultar a farmacéuticos para casos complejos o de alto riesgo en cualquier momento. Esta accesibilidad es especialmente valiosa en entornos como los servicios de urgencias y los centros de atención de urgencias.

1 Inteligencia Artificial (IA) en la seguridad de la medicación La inteligencia artificial está revolucionando la atención sanitaria, desde mejorar la formación y los procedimientos quirúrgicos hasta proporcionar a los profesionales de la salud información y conocimientos y personalizar la atención para pacientes de todo el mundo. Los beneficios potenciales de la IA en la atención sanitaria incluyen mejorar los resultados tanto para los pacientes como para los equipos clínicos, reducir los costos de la atención sanitaria y beneficiar la salud de la población.[11]

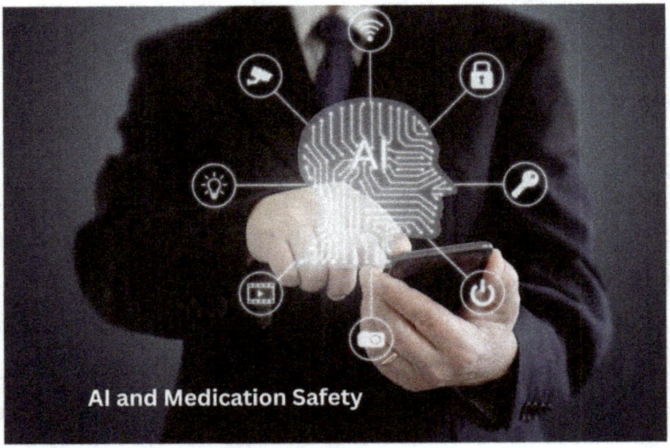

• **Analítica predictiva de eventos adversos**: Los algoritmos de Inteligencia Artificial (IA) pueden analizar grandes volúmenes de datos de pacientes para predecir cuáles tienen mayor riesgo de sufrir reacciones adversas a medicamentos. Esto ayuda a que los profesionales de la salud tomen medidas preventivas, como ajustar dosis o elegir tratamientos alternativos, antes de que ocurra un evento adverso.

• **Automatización de la conciliación de la medicación**: Las herramientas basadas en IA pueden ayudar con la conciliación de la medicación al cruzar los registros del paciente, las prescripciones previas y la medicación actual. Esta automatización reduce la carga de trabajo de los profesionales y minimiza el riesgo de duplicidades u omisiones de medicación.

• **Detección de errores y verificación de prescripciones**: La IA puede analizar rápidamente las órdenes de prescripción, buscando incoherencias o posibles errores que pueden pasar desapercibidos para los profesionales de la salud. Algunos sistemas de IA incluso pueden "aprender" de errores anteriores, mejorando continuamente su precisión al identificar órdenes de riesgo.

Reconocimiento de voz y Procesamiento del Lenguaje Natural (NLP):

La tecnología de NLP en sistemas de IA puede interpretar notas en texto libre en los Registros Electrónicos de Salud (EHR/RCE) y detectar posibles problemas, como interacciones farmacológicas o contraindicaciones pasadas por alto. Esta capacidad mejora la precisión de las órdenes de medicación, especialmente en casos complejos o cuando los profesionales utilizan notas no estructuradas.

1 Cadena de bloques (blockchain) para el seguimiento seguro de la medicación

◦ **MAYOR trazabilidad**: La tecnología de cadena de bloques ofrece un seguimiento seguro de los medicamentos desde el fabricante hasta el paciente. Esto puede ser especialmente útil para prevenir medicamentos falsificados y verificar la autenticidad de los fármacos, particularmente en medicamentos de alto riesgo como las vacunas o las sustancias controladas.

- **Registros inmutables**: Al mantener un registro inalterable de las transacciones de medicamentos, la tecnología de cadena de bloques puede reducir errores y mejorar la responsabilidad dentro de la cadena de suministro. Permite un mejor seguimiento de los medicamentos retirados del mercado y ayuda a los profesionales a responder rápidamente a las alertas de seguridad.

2 Salud móvil (mHealth) y aplicaciones para la adherencia a la medicación

- **Recordatorios personalizados de medicación**: Las apps de mHealth ayudan a los pacientes a apegarse a sus horarios de medicación enviando recordatorios y registrando las dosis omitidas. Esto es especialmente útil en enfermedades crónicas, donde la adherencia a largo plazo es crucial para el éxito del tratamiento.
- **Funciones interactivas para educación**: Algunas apps de mHealth brindan a los pacientes recursos educativos sobre sus medicamentos, posibles efectos secundarios y la importancia de la adherencia. Estas funciones interactivas ayudan a que los pacientes se sientan más comprometidos y empoderados en la gestión de su medicación.

Conclusión

Los avances tecnológicos han mejorado significativamente la seguridad de la medicación al reducir la probabilidad de errores, simplificar procesos complejos y apoyar a los profesionales de la salud con orientación en tiempo real. Las tecnologías consolidadas, como los Registros Electrónicos de Salud (EHR/RCE), los Sistemas de Apoyo a la Decisión Clínica (CDSS) y las bombas de infusión inteligentes, siguen siendo fundamentales en la prevención de errores de medicación, mientras que herramientas emergentes como los servicios de telefarmacia, los sistemas basados en IA y la cadena de bloques (blockchain) ofrecen nuevas y prometedoras posibilidades para avanzar en la seguridad del paciente. Estas innovaciones, combinadas con un enfoque proactivo para adoptar tecnología en la atención sanitaria, garantizan que la gestión de la medicación sea cada vez más precisa, segura y accesible para todos los pacientes.

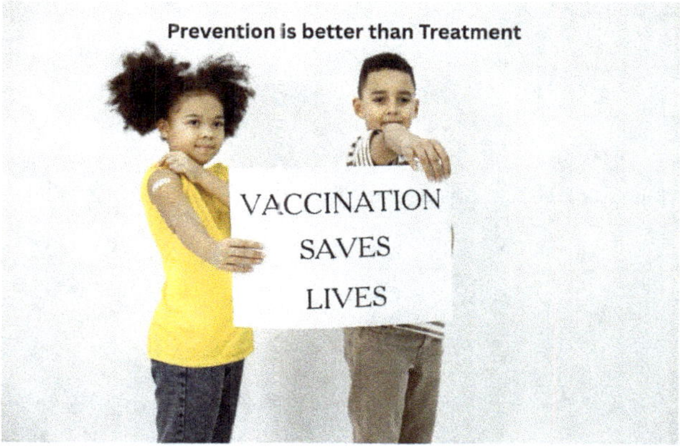

CAPÍTULO SEIS

¿VACUNAR O NO VACUNAR?

"Empoderar a madres y padres: respetar la vacilación vacunal y promover la prevención de enfermedades prevenibles por vacunación"

La vacunación es una de las intervenciones de salud pública más eficaces, que previene millones de muertes y enfermedades en todo el mundo. Sin embargo, la vacilación vacunal —definida como la demora en la aceptación o el rechazo de las vacunas a pesar de la disponibilidad de servicios de vacunación— plantea un desafío significativo para los esfuerzos mundiales de inmunización.

Algunas enfermedades prevenibles por vacunación, como la tos ferina (pertussis), la varicela y la COVID-19, siguen siendo comunes en Estados Unidos. No obstante, muchas otras, como la polio y la difteria, están casi olvidadas gracias a las vacunas. Si dejáramos de vacunar, los pocos casos que tenemos en Estados Unidos podrían convertirse muy rápidamente en decenas o cientos de miles de casos. Los niños que no reciben todas las vacunas y se exponen a una enfermedad pueden enfermar gravemente y propagarla por toda una comunidad.[12]

Comprender la vacilación vacunal

La vacilación vacunal entre madres y padres es un fenómeno multifactorial influido por diversos factores, como las preocupaciones sobre la seguridad y la eficacia de las vacunas, la desconfianza en los profesionales de la salud y la desinformación generalizada, especialmente a través de las redes sociales.

Comprender estos factores y las razones detrás de la duda o la negativa de madres y padres a vacunar a sus hijos es esencial para los profesionales de la salud, los profesionales de salud pública y los responsables de políticas públicas que buscan mejorar las tasas de vacunación y proteger la salud pública.

1. Preocupaciones sobre la seguridad y la eficacia de las vacunas

- **Miedo a los efectos secundarios**: Una de las preocupaciones más comunes entre madres y padres con vacilación vacunal es la posibilidad de efectos adversos, especialmente reacciones poco frecuentes pero graves. Algunas personas temen que las vacunas puedan dañar a sus hijos, causando potencialmente alergias, enfermedades autoinmunes o problemas del desarrollo.
    - **Riesgo percibido frente al beneficio**: A veces madres y padres cuestionan la necesidad de las vacunas, especialmente para enfermedades que perciben como de bajo riesgo o ya no frecuentes. Por ejemplo, el éxito de las vacunas ha llevado a una disminución de enfermedades como el sarampión y la polio, haciendo que la amenaza se sienta distante y abstracta. Sin haber experimentado estas enfermedades de primera mano, algunas personas pueden creer que los riesgos de la vacunación superan los beneficios. Los estudios de casos sobre el resurgimiento del sarampión en comunidades no vacunadas ponen de relieve las consecuencias de las bajas tasas de vacunación y la importancia de la inmunización en el mundo real.
- **Dudas sobre la eficacia de las vacunas**: Las preocupaciones acerca de si las vacunas funcionarán según lo previsto también contribuyen a la vacilación. Algunas personas señalan casos en los que individuos vacunados contraen la enfermedad (aunque a menudo con síntomas más leves) como prueba de que las vacunas no son totalmente eficaces, lo que arroja dudas sobre el valor de la inmunización.

1. Desconfianza en los profesionales de la salud y las instituciones

- **Cuestiones históricas y sistémicas de confianza**: Ciertas comunidades tienen razones históricas para desconfiar de las instituciones médicas, a menudo basadas en prácticas poco éticas y negligencia, como el Estudio de la Sífilis de Tuskegee. A partir de 1932, 600 hombres afroamericanos del condado de Macon, Alabama, fueron reclutados para participar en un experimento científico sobre la sífilis. El "Estudio de la sífilis no tratada en el varón negro de Tuskegee" fue realizado por el Servicio de Salud Pública de los Estados Unidos (USPHS) e implicó análisis de sangre, radiografías, punciones lumbares y autopsias de los sujetos. El objetivo era "observar la historia natural de la sífilis no tratada" en poblaciones negras. Sin embargo, los sujetos no lo sabían y simplemente se les dijo que estaban recibiendo tratamiento para el "mal de la sangre". No recibieron tratamiento alguno. Incluso después de que se descubriera la penicilina como una cura segura y fiable para la sífilis, la mayoría de los hombres no la recibieron.[13] Estas historias pueden hacer que madres y padres desconfíen de las recomendaciones de salud pública, incluidas las vacunas.
- **Transparencia y comunicación**: Es posible que madres y padres sientan que no reciben información adecuada de los profesionales de la salud, o perciban que la información sobre vacunas es unilateral o desestima sus preocupaciones. Si sienten que no se toman en serio sus preguntas, pueden recurrir a fuentes alternativas de información o desarrollar un mayor escepticismo.
- **Preocupaciones sobre la influencia de la industria farmacéutica**: Algunas personas desconfían de la industria farmacéutica, considerándola motivada principalmente por el lucro más que por la salud pública. Esta percepción puede generar dudas sobre las intenciones detrás de las recomendaciones de vacunación y alimentar sospechas sobre posibles

conflictos de interés entre los profesionales de la salud o los organismos reguladores.

3. Difusión de desinformación a través de las redes sociales e Internet

- **Acceso a la desinformación**: Las plataformas de redes sociales y los sitios web dan acceso a grandes cantidades de información, parte de la cual es inexacta o engañosa. La desinformación puede resultar convincente, especialmente cuando la comparten amistades o personas que parecen creíbles. Estos mensajes suelen recurrir a apelaciones emocionales o a evidencias anecdóticas para provocar miedo, lo que los hace persuasivos para madres y padres preocupados.
- **Cámaras de eco y sesgo de confirmación**: Los algoritmos en línea a menudo crean cámaras de eco al promover contenido alineado con las creencias preexistentes de los usuarios. Madres y padres que tienen inquietudes sobre las vacunas pueden encontrarse sin querer en comunidades en línea que refuerzan esas dudas, alimentando aún más la vacilación vacunal.
- **Influencia de celebridades y personas influyentes**: Algunas figuras públicas, influencers o celebridades expresan escepticismo hacia las vacunas, lo que puede llevar a madres y padres a cuestionar su seguridad y eficacia. Cuando voces de confianza siembran dudas, pueden ejercer una influencia significativa sobre seguidores que las consideran modelos a seguir o fuentes de información.

4. Creencias personales complejas y preocupaciones filosóficas

- **Deseo de una inmunidad "natural"**: Algunas personas creen que la inmunidad natural —adquirida al contraer y recuperarse de una enfermedad— es superior a la inmunidad inducida por vacunas. Esta perspectiva puede surgir de una preferencia por prácticas de salud holísticas o naturales, lo que lleva a algunas personas a ver las vacunas como una intervención artificial.

• **Autonomía y libertad de elección:** Madres y padres que valoran la autonomía pueden resistirse a la obligatoriedad de vacunación o sentirse incómodos ante lo que perciben como presión de los sistemas de salud. Esto puede intensificarse cuando existen requisitos para el ingreso escolar o el empleo, ya que algunas personas consideran que se vulnera su derecho a tomar decisiones médicas personales para sus hijos.

• **Creencias personales o culturales:** En algunos casos, las creencias religiosas o filosóficas influyen en la decisión de madres y padres. Ciertos grupos religiosos se oponen a la vacunación, mientras que otras personas pueden sostener convicciones personales que enfatizan la elección individual por encima de la responsabilidad comunitaria.

5. Falta de confianza en la investigación científica y en los procesos regulatorios

• **Preocupaciones sobre vacunas nuevas:** Cuando se introducen vacunas nuevas, especialmente durante emergencias de salud pública (por ejemplo, la COVID-19), algunas personas pueden preocuparse por la rapidez del proceso de desarrollo y percibir que las pruebas de seguridad son insuficientes. Esto suele arraigarse en un malentendido de los procesos regulatorios acelerados, que están diseñados para mantener rigurosos estándares de seguridad.

• **Escepticismo hacia la aprobación y la regulación de las vacunas:** Algunas personas temen que los organismos reguladores gubernamentales puedan verse influidos por intereses farmacéuticos o no ser tan transparentes como deberían. Este escepticismo se extiende a la inquietud de que los datos sobre vacunas podrían manipularse o que se oculten efectos secundarios a largo plazo.

Abordar la vacilación vacunal: un enfoque colaborativo

• **Mejora de la comunicación por parte de los profesionales de la salud**: Los profesionales pueden ayudar a generar confianza mediante la empatía, escuchando las preocupaciones de madres y padres y brindando información clara y basada en evidencia sobre la seguridad y la eficacia de las vacunas. Las conversaciones abiertas que aborden sus inquietudes, en lugar de mensajes uniformes, pueden fomentar la confianza y facilitar la toma de decisiones informada.

• **Combatir la desinformación con información precisa**: Las agencias de salud pública y las organizaciones de salud pueden contrarrestar la desinformación proporcionando

• información accesible, atractiva y precisa a través de redes sociales, sitios web y actividades de alcance comunitario. Colaborar con figuras de confianza dentro de las comunidades también puede ser eficaz.

Programas de educación comunitaria: Los programas educativos específicos para cada comunidad y culturalmente sensibles pueden abordar preocupaciones locales y corregir conceptos erróneos. Proporcionar información veraz y accesible de manera no juzgadora es clave para fomentar un diálogo abierto.

• **Apoyo a redes de pares con confianza en las vacunas**: Las redes de pares o líderes comunitarios que compartan experiencias positivas con las vacunas pueden ser influyentes para cambiar opiniones. Estas voces ofrecen perspectivas cercanas y pueden ayudar a aliviar temores al compartir sus propias experiencias de vacunación.

Conclusión

La vacilación vacunal es un problema complejo impulsado por preocupaciones sobre la seguridad y la eficacia, la desconfianza en los profesionales de la salud y la propagación de desinformación. Abordarla requiere un enfoque multifacético y empático que reconozca las preocupaciones de madres y padres y se centre en generar confianza.

Al abordar estos factores con transparencia, información basada en la evidencia y respeto por las creencias individuales, los proveedores de atención sanitaria y los profesionales de la salud pública pueden trabajar para promover decisiones informadas y con confianza sobre la vacunación.

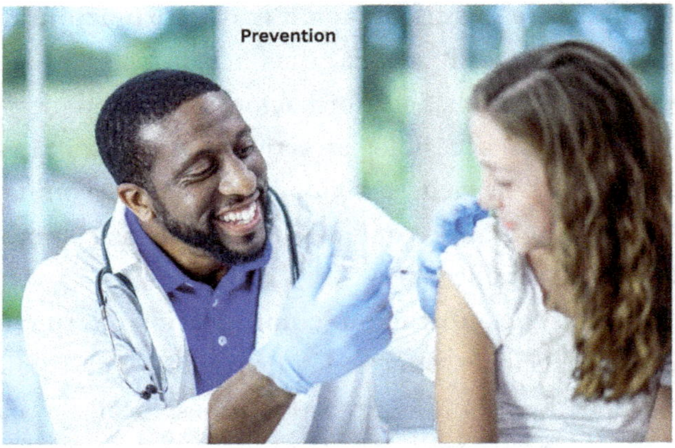

ABORDAR LA DESINFORMACIÓN SOBRE LAS VACUNAS

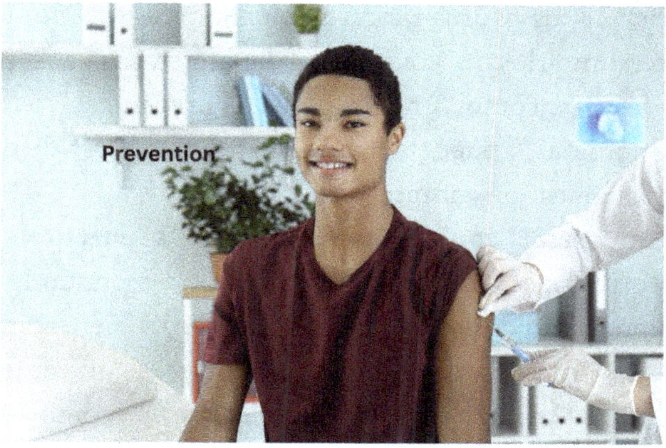

Abordar la desinformación sobre las vacunas

La comunicación respetuosa es esencial para abordar la vacilación vacunal y generar confianza con los padres.

Relacionarse con padres con vacilación vacunal requiere un enfoque respetuoso y empático que construya confianza y fomente un diálogo abierto. En lugar de limitarse a proporcionar información, una interacción eficaz implica escuchar activamente, reconocer las preocupaciones y ofrecer información basada en la evidencia de una manera que respete la autonomía y los valores de los padres. Abordar la desinformación con empatía y claridad también es esencial, ya que empodera a los padres para tomar decisiones informadas sobre la salud de sus hijos.

1. Escucha activa y empatía

- **Crear un espacio seguro y abierto**: Comience las conversaciones asegurándose de que los padres se sientan cómodos compartiendo sus pensamientos y preocupaciones. Demostrar una curiosidad genuina por su perspectiva puede crear una base de confianza y señalar que su opinión es valorada.
- **Escuchar sin interrupciones**: La escucha activa exige permitir que los padres expresen plenamente sus inquietudes sin interrumpirlos ni corregirlos de inmediato. Las afirmaciones reflejas, como "Entiendo que le preocupa..." o "Parece que le inquieta...", pueden tranquilizar a los padres de que sus preocupaciones son comprendidas.
- **Empatizar con las preocupaciones parentales**: Los padres que dudan en vacunar a sus hijos a menudo lo hacen por un profundo deseo de proteger su salud y bienestar. Reconocer estas intenciones—en lugar de centrarse únicamente en los hechos—puede crear rapport. Frases como "Puedo entender que quiera asegurarse de que todo sea seguro para su hijo" validan sus preocupaciones, lo que les hace más receptivos a continuar la conversación.

2. Reconocer y validar las preocupaciones

- **Normalizar las inquietudes sobre la seguridad**: Tranquilice a los padres diciéndoles que es normal y responsable ser cautelosos con la salud de sus hijos. Muchos pueden sentirse indecisos por incertidumbre o miedo a ser juzgados. Normalizar sus preguntas diciendo, "Es muy común que los padres tengan preocupaciones sobre esto", puede reducir el aislamiento o la actitud defensiva.

• **Identificar objetivos compartidos**: Enfatice el objetivo común de mantener a su hijo seguro y sano. Reconocer un propósito compartido le posiciona como un aliado más que como una figura de autoridad, lo que predispone a los padres a estar más abiertos a nueva información.

• **Abordar las preocupaciones de frente**: Atienda directamente miedos o dudas específicas, ya sean sobre posibles efectos secundarios, los componentes de las vacunas o la necesidad de ciertas vacunas. En lugar de descartar estas inquietudes, ofrezca una respuesta factual pero empática. Por ejemplo, si un padre se preocupa por los efectos secundarios, explique que, aunque los efectos leves son comunes, las reacciones graves son extremadamente infrecuentes y se vigilan de cerca.

3. Proporcionar información basada en la evidencia de manera no juzgadora

• **Comunicar los hechos con claridad y sencillez**: Use un lenguaje simple y sin jerga técnica para explicar cómo funcionan las vacunas, su seguridad y por qué son eficaces. Centrarse en mensajes clave, como el papel de las vacunas en la prevención de enfermedades graves, puede ayudar a clarificar información compleja de una manera accesible y tranquilizadora.

• **Ofrecer datos con un toque personal**: Cuando sea posible, personalice la información para reflejar la situación del padre, abordando preocupaciones relevantes para la edad, las condiciones de salud o los antecedentes familiares de su hijo. Compartir relatos cercanos, como cómo otras familias en situaciones similares tomaron decisiones, también puede hacer que la información resulte más comprensible y menos abstracta.

• **Enmarcar la información en positivo**: En lugar de

centrarse en lo que podría ocurrir si un niño no es vacunado, resalte los beneficios de la vacunación, como proteger a su hijo de enfermedades graves y contribuir a la salud comunitaria. Un encuadre positivo puede hacer que los padres se sientan empoderados e implicados en una decisión proactiva de salud, en lugar de sentirse presionados hacia una opción basada en el cumplimiento.

4. Abordar la desinformación con respeto

• **Corregir la desinformación con empatía**: Cuando surja desinformación, abórdela sin juzgar. Reconozca la validez de las preocupaciones del padre y proporcione la información correcta con delicadeza. Por ejemplo, si un padre expresa miedo a una relación entre el autismo y las vacunas, explique que amplias investigaciones han demostrado que no existe tal vínculo, reforzando que los estudios científicos priorizan la seguridad y el bienestar de los niños.

• **Referir a fuentes confiables**: Oriente a los padres hacia fuentes reconocidas, como los Centros para el Control y la Prevención de Enfermedades (CDC) o la Academia Americana de Pediatría (AAP), para obtener información adicional. Sugerir fuentes respetadas tanto por la comunidad médica como por el público puede fortalecer su información y proporcionar a los padres lugares creíbles para continuar su búsqueda.

• **Fomentar el pensamiento crítico**: Anime a los padres a hacer preguntas y a evaluar críticamente las fuentes. Explique cómo identificar información confiable, como

• verificar las credenciales de las fuentes y buscar respaldo científico. Brindarles herramientas para navegar la desinformación les ayuda a sentirse más en control y menos dependientes de opiniones en línea contradictorias.

5. Uso de técnicas de entrevista motivacional

• **Explorar la ambivalencia**: La entrevista motivacional es especialmente útil para guiar a los padres con vacilación vacunal a través de su ambivalencia sin presionarlos para que tomen una decisión inmediata. Preguntas como "¿Cuáles son sus mayores preocupaciones sobre las vacunas?" o "¿Qué le haría sentirse más cómodo/a?" les permiten examinar sus pensamientos y revelar posibles caminos hacia una resolución.

- **Evocar "habla de cambio"**: Cuando los padres expresen afirmaciones positivas sobre las vacunas, como "Quiero proteger a mi hijo de enfermarse", reflexione sobre esos comentarios. Este enfoque les ayuda a reforzar sus motivaciones y le permite guiarles para sopesar los pros y los contras de la vacunación de manera de apoyo y no directiva.
- **Apoyar su autonomía**: En lugar de dictar un curso de acción, haga que los padres sientan que forman parte del proceso de toma de decisiones. Frases como, "Puedo proporcionarle toda la información, pero, en última instancia, la decisión es suya", muestran respeto por su autonomía y pueden llevarles a considerar la vacunación con mayor seriedad.

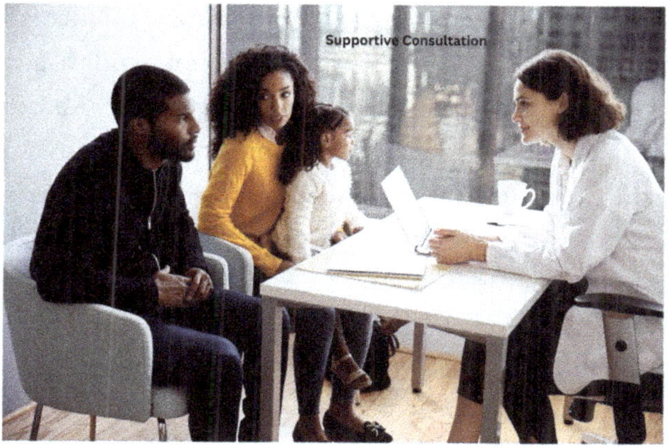

- **Forjar relaciones a lo largo del tiempo**: La vacilación vacunal a menudo no puede resolverse en una sola conversación, especialmente si los padres tienen creencias profundamente arraigadas. Enfoque cada interacción como parte de una relación continua, mostrando apoyo y respeto constantes. Al demostrar su compromiso con el bienestar a largo plazo de su hijo o hija, aumenta la probabilidad de que finalmente confíen en su orientación.

- **Ofrecer recursos de seguimiento y comunicación abierta**: Proporcione folletos, enlaces a sitios web de confianza u ofrezca retomar la conversación en una cita futura. Alentar a los padres a comunicarse con preguntas adicionales les hace saber que cuentan con apoyo continuo y que las conversaciones relacionadas con las vacunas son bienvenidas en cualquier momento.

Conclusión

Un compromiso respetuoso y empático con padres con vacilación vacunal puede generar un impacto significativo, orientándolos hacia decisiones informadas, tomadas con confianza. Estrategias como la escucha activa, la validación de las inquietudes y la provisión de información clara y basada en la evidencia pueden fomentar la confianza, mientras que la empatía y un enfoque sin juicios de valor ayudan a que los padres se sientan respetados y comprendidos. Abordar con delicadeza la desinformación, en combinación con técnicas de entrevista motivacional, empodera a los padres para evaluar críticamente sus opciones. En última instancia, la interacción constante y respetuosa favorece una relación positiva entre los padres y los profesionales de la salud, contribuyendo a mayores tasas de vacunación y a comunidades más saludables.

MITOS COMUNES

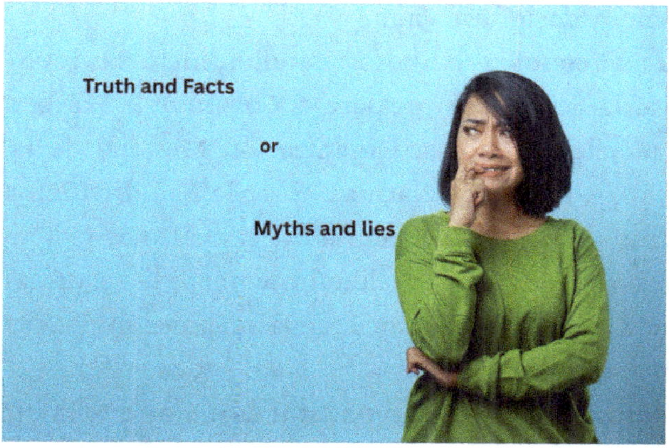

La desinformación y los mitos en torno a las vacunas pueden alimentar la reticencia a la vacunación y erosionar la confianza en los programas de inmunización. Los mitos y conceptos erróneos comunes sobre las vacunas continúan impulsando la reticencia a la vacunación, alimentados por la desinformación y la desconfianza. Las ideas equivocadas van desde preocupaciones sobre los componentes de las vacunas hasta temores de efectos en la salud a largo plazo. Las estrategias eficaces para desmentir estos mitos implican una combinación de educación, transparencia y campañas de comunicación basadas en la evidencia científica. Los mensajes claros y empáticos y la información accesible y confiable pueden ayudar a contrarrestar estos mitos y fomentar la confianza en las vacunas entre los padres y el público.

Mitos y conceptos erróneos comunes sobre las vacunas

1. Mito: Las vacunas causan autismo

◦ **El origen**: Esta idea equivocada comenzó con un estudio ya desacreditado publicado en la década de 1990, que vinculó falsamente la vacuna MMR (sarampión, paperas, rubéola) con el autismo. A pesar de la abrumadora evidencia que desmiente esa relación, este mito persiste, alimentado por anécdotas personales y desinformación.

◦ **Los hechos**: Numerosos estudios, incluidas revisiones a gran escala de los Centros para el Control y la Prevención de Enfermedades (CDC), la Organización Mundial de la Salud (OMS) y los Institutos Nacionales de la Salud (NIH), no han encontrado ninguna conexión entre las vacunas y el autismo. El consenso científico respalda firmemente la seguridad de la vacuna MMR y la importancia de la vacunación para prevenir enfermedades graves.

2. Mito: La inmunidad natural es mejor que la inducida por las vacunas

◦ **El origen**: Algunas personas creen que recuperarse de una enfermedad genera una inmunidad más fuerte que la vacunación, especialmente para enfermedades como el sarampión y la varicela.

• **Los hechos**: Aunque la infección natural a veces puede generar inmunidad, conlleva riesgos importantes. Contraer enfermedades como el sarampión, la polio o la COVID-19 puede causar complicaciones graves y a largo plazo o incluso la muerte. Las vacunas proporcionan inmunidad de forma segura, sin exponer a las personas a los peligros de la enfermedad.

3. Mito: Las vacunas sobrecargan el sistema inmunitario

- **El origen**: Dado que se administran varias vacunas en la primera infancia, algunos padres temen que estas "sobrecarguen" el sistema inmunitario de sus hijos y les causen daño o lo debiliten.
- **Los hechos**: Los estudios han demostrado que el sistema inmunitario puede manejar la introducción simultánea de múltiples antígenos (proteínas en las vacunas que estimulan la inmunidad). Las vacunas contienen solo una fracción de los antígenos a los que el sistema inmunitario se expone a diario en el entorno. Además, las vacunas se someten a rigurosas pruebas de seguridad para garantizar que no sobrecarguen el sistema inmunitario.

4. Mito: Las vacunas contienen componentes nocivos, como el mercurio

- **El origen**: Las preocupaciones sobre los componentes de las vacunas, en particular el tiomersal (un conservante que contiene mercurio), han generado temores de que las vacunas puedan ser tóxicas. 104
- **Los hechos**: El tiomersal se retiró de la mayoría de las vacunas como medida de precaución, a pesar de que la evidencia demostraba su seguridad en pequeñas cantidades. Nunca ha estado presente en las vacunas MMR, y hoy en día la mayoría de las vacunas infantiles no contienen tiomersal. Otros componentes, como el formaldehído y el aluminio, están presentes en cantidades traza y han demostrado ser seguros. Las estrictas normas de seguridad garantizan que los compo-

nentes de las vacunas se mantengan muy por debajo de los límites seguros.

5. Mito: Las vacunas contra la COVID-19 se desarrollaron demasiado rápido como para ser seguras

- **El origen**: El rápido desarrollo y despliegue de las vacunas contra la COVID-19 ha suscitado preocupaciones de seguridad; algunas personas temen que se hayan omitido pasos importantes de prueba.
- **Los hechos**: Las vacunas contra la COVID-19 atravesaron todos los ensayos estándar de seguridad y eficacia, con recursos y colaboración sin precedentes que aceleraron su desarrollo. Estas vacunas se sometieron a pruebas extensas con decenas de miles de participantes, cumpliendo las normas regulatorias a nivel mundial. La vigilancia continua confirma su seguridad y eficacia.

ESTRATEGIAS PARA DESMENTIR LA DESINFORMACIÓN

3. Educación mediante información basada en la evidencia

- **Ofrecer explicaciones científicas accesibles**: Es fundamental presentar la ciencia para abordar los conceptos erróneos sobre las vacunas. Los profesionales de la salud y las campañas de salud pública deben utilizar analogías fáciles de comprender, infografías y videos para explicar conceptos científicos complejos.
- **Adaptar la información a distintos públicos**: Los esfuerzos educativos deben atender a públicos diversos. Padres, docentes, personal de salud y jóvenes adultos pueden tener preocupaciones diferentes y distintos niveles de acceso a la información. Adaptar los recursos a estos grupos puede hacer que los mensajes sean más eficaces.
- **Fomentar la alfabetización en vacunas en las escuelas**: Incorporar información básica sobre vacunas en los planes de estudio ayuda a que las generaciones más jóvenes comprendan su importancia. Enseñar la ciencia de las vacunas, el sistema

inmunitario y los principios de salud pública fomenta desde temprana edad una base de confianza y conocimiento.

4.Transparencia sobre la seguridad y el desarrollo de las vacunas

- **Explicar el proceso de desarrollo de las vacunas**: Proporcionar información clara sobre las etapas de prueba, desarrollo y aprobación de las vacunas—junto con la vigilancia poscomercialización—puede tranquilizar al público. Mostrar los múltiples niveles de supervisión implicados en los procesos de aprobación refuerza su rigor y fiabilidad.
- **Abordar los efectos secundarios con honestidad**: Ser transparente sobre los posibles efectos secundarios, incluso los leves, puede mejorar la confianza. Cuando los profesionales de la salud o los materiales de salud pública reconocen abiertamente los posibles efectos secundarios, se reduce el miedo y se aclara que estos riesgos son menores y, por lo general, de corta duración.
- **Datos y estudios de casos**: Compartir estadísticas sobre la seguridad de las vacunas junto con historias reales de personas afectadas por enfermedades prevenibles por vacunación puede ser muy eficaz.

5. Campañas de comunicación basadas en la empatía y la evidencia científica

- **Desarrollar mensajes positivos y coherentes**: Las campañas que destacan el impacto positivo de las vacunas, como la protección de la familia y la comunidad, generan un sentido de propósito compartido. Eslóganes simples y potentes como "Las vacunas nos protegen a todos" se enfocan en los beneficios comunitarios y la responsabilidad colectiva.
- **Utilizar líderes y voces de confianza en la comunidad**: Colaborar con personas influyentes de la comunidad, líderes religiosos o figuras locales que puedan conectar con distintos grupos demográficos hace que las campañas de vacunación

sean más cercanas. Los mensajeros de confianza dentro de una comunidad pueden contrarrestar la desinformación al ofrecer perspectivas fiables.

• **Narrativas y testimonios**: Las historias personales de padres que decidieron vacunar o que experimentaron los efectos positivos de la inmunización ayudan a contrarrestar la desinformación basada en el miedo. También son eficaces los testimonios de trabajadores de la salud, que presencian de primera mano el impacto de las vacunas y las consecuencias de las enfermedades prevenibles por vacunación.

6. Abordar la desinformación en las redes sociales

• **Responder con rapidez a la desinformación**: Las agencias de salud pública pueden monitorear las redes sociales en busca de desinformación y responder con publicaciones basadas en hechos. Corregir la desinformación con prontitud, y con un lenguaje respetuoso, puede evitar su propagación.

• **Trabajar con las plataformas de redes sociales**: Las empresas de redes sociales colaboran cada vez más con organizaciones de salud para limitar la difusión de desinformación dañina. Las plataformas pueden promocionar contenido verificado sobre la seguridad de las vacunas e información de salud en asociación con fuentes confiables, como la OMS o los CDC.

• **Campañas educativas en espacios digitales**: Las campañas digitales que promueven herramientas de "verificación de hechos", dirigen a los usuarios a recursos fiables o enlazan con sitios web de salud pública son fundamentales. Estos esfuerzos empoderan a los usuarios para verificar la información y fomentan un escepticismo saludable frente a afirmaciones sensacionalistas o no verificadas sobre vacunas.

7. Fortalecer la capacidad de los profesionales de la salud para comunicarse eficazmente

• **Capacitación en comunicación empática**: Los profesionales de la salud deben estar capacitados para abordar las conversaciones sobre vacunas con empatía y apertura, especialmente al hablar con padres con reticencia a la vacunación. En lugar de dar lecciones o desestimar las preocupaciones, los profesionales pueden validar las inquietudes parentales y ofrecer información basada en la evidencia de manera que genere confianza.

- **Abordar las preocupaciones individuales**: Los profesionales deben escuchar las preocupaciones específicas de cada padre y adaptar sus respuestas en consecuencia. Tomarse el tiempo para explicar y responder preguntas—en lugar de simplemente promover las vacunas—puede hacer que los padres se sientan escuchados y respetados.

Conclusión

Desmentir los mitos sobre las vacunas requiere educación, transparencia y campañas de comunicación específicas arraigadas en la evidencia científica. Mediante explicaciones claras, información transparente sobre la seguridad de las vacunas y estrategias de comunicación basadas en la empatía, los profesionales de la salud y las organizaciones de salud pública pueden contrarrestar la desinformación y fomentar la confianza en las vacunas. Fortalecer la confianza en las vacunas es un esfuerzo continuo que depende de la participación comunitaria, el diálogo respetuoso y el compromiso con información accesible y basada en la evidencia. A través de estas estrategias, podemos combatir la desinformación y apoyar decisiones informadas que contribuyan a la salud y el bienestar públicos.

BENEFICIOS DE LA VACUNACIÓN

1. **Beneficios de la vacunación**

La vacunación ha sido durante mucho tiempo una piedra angular de la salud pública, y ofrece múltiples beneficios no solo a las personas, sino también a las comunidades en general:

- Prevención de enfermedades: Las vacunas previenen la aparición de diversas enfermedades infecciosas, incluidas el sarampión, la polio, la influenza (gripe), entre otras, y a menudo reducen o erradican enfermedades en regiones específicas.
- Inmunidad colectiva: La inmunización generalizada protege a las personas que pueden no poder vacunarse debido a la edad, condiciones de salud u otros factores al reducir la presencia general de la enfermedad en la comunidad.
- Reducción de los costos de la atención sanitaria: Las vacunas ayudan a reducir los costos de atención al prevenir enfermedades que requieren tratamientos y hospitalizaciones costosos.

- Prevención de complicaciones a largo plazo: La vacunación puede prevenir enfermedades que pueden conducir a complicaciones de salud a largo plazo, ayudando a las personas a vivir vidas más saludables y evitando discapacidades asociadas a ciertas infecciones.
- Protección de las generaciones futuras: Los programas de inmunización ayudan a proteger a las generaciones futuras, ya que las madres vacunadas y la menor presencia de enfermedades en las comunidades reducen la probabilidad de transmisión a lactantes y niños.

2. **Seguridad y eficacia de las vacunas**

Las vacunas se someten a estándares rigurosos para garantizar su seguridad y eficacia mediante ensayos en múltiples fases y una vigilancia continua:

- Ensayos rigurosos: Antes de su aprobación, las vacunas pasan por varias fases de ensayos clínicos. La Fase I se centra en la seguridad; la Fase II, en la eficacia y la dosificación; y la Fase III, en la efectividad a gran escala y los efectos secundarios en una población diversa.
- Vigilancia continua: Incluso después de que se aprueba una vacuna, su seguridad y eficacia se supervisan de forma continua a través de sistemas como el Sistema de Notificación de Eventos Adversos a las Vacunas (Vaccine Adverse Event Reporting System, VAERS) y el Enlace de Datos sobre Seguridad de las Vacunas (Vaccine Safety Datalink, VSD). Esto ayuda a identificar y abordar con rapidez cualquier efecto adverso raro o a largo plazo.
- Transparencia y revisión pública: Organismos como la Administración de Alimentos y Medicamentos de los Estados Unidos (FDA) y los Centros para el Control y la Prevención de Enfermedades (CDC) publican periódicamente datos sobre seguridad y eficacia, lo que permite el escrutinio público y fomenta la confianza en el proceso de desarrollo de vacunas.

- Adaptación a nuevas variantes: Las vacunas, particularmente frente a virus que mutan con rapidez (p. ej., influenza, COVID-19), se revisan y adaptan periódicamente para seguir siendo eficaces frente a variantes en evolución.

EMPODERAR A LOS PADRES PARA CONVERTIRSE EN DEFENSORES

3. **Estrategias para empoderar a los padres para que se conviertan en defensores de la vacunación**

Empoderar a los padres como defensores dentro de sus comunidades puede fortalecer la confianza pública y promover la aceptación de las vacunas:

• Programas educativos: Proporcionar a los padres acceso sencillo a información confiable y respaldada por la ciencia sobre los beneficios y la seguridad de las vacunas puede capacitarlos para hablar con confianza sobre la vacunación con otras personas.

• Fomentar testimonios personales: Compartir historias personales de experiencias positivas con la vacunación puede resonar con otros padres y hacer que la decisión de vacunar resulte más cercana y confiable.

• Participación comunitaria: Realizar sesiones de preguntas y respuestas o foros con profesionales de la salud permite a los padres abordar sus inquietudes y hacer preguntas, ayudándoles a convertirse en defensores informados y activos.

• Apoyo de pediatras y figuras de confianza: Los pediatras y líderes locales desempeñan un papel fundamental en la educación de los padres. Al trabajar estrechamente con estas figuras de confianza, los padres pueden recibir orientación directa y creíble.

4. **Abordar las disparidades en el acceso a las vacunas y la equidad**

Las comunidades desatendidas a menudo enfrentan barreras para la vacunación que pueden conducir a brotes prevenibles y a disparidades en salud. Abordar estas inequidades es crucial:

- Barreras para el acceso a las vacunas: Las barreras comunes incluyen el acceso limitado a centros de salud, dificultades financieras y logísticas, falta de información y, en algunos casos, desconfianza en la atención sanitaria debido a inequidades históricas.
- Alcance focalizado: Establecer puntos de vacunación en lugares de fácil acceso, como escuelas, centros comunitarios y lugares de culto, puede facilitar la vacunación. Las clínicas móviles son otra estrategia eficaz, particularmente en áreas rurales.
- Participación comunitaria: Involucrar a líderes y miembros de la comunidad en el proceso de implementación de las vacunas puede mejorar la confianza y aumentar la aceptación. Las comunicaciones adaptadas culturalmente, que resuenen con los valores y experiencias específicos de cada comunidad, también pueden ayudar a abordar la vacilación.
- Alianzas con organizaciones de confianza: Asociarse con organizaciones comunitarias de confianza, como ONG locales y grupos de defensa, permite a los proveedores de atención de salud conectarse con poblaciones desatendidas en un entorno familiar y de confianza. Estas organizaciones pueden facilitar la difusión de información, ayudando a garantizar que los

mensajes sobre la seguridad de las vacunas y el acceso lleguen a todas las personas de la comunidad.

Garantizar un acceso equitativo a las vacunas y apoyar la toma de decisiones informadas mediante la educación y la defensa es vital para mantener la salud comunitaria y lograr una inmunidad generalizada. Juntos, estos esfuerzos pueden ayudar a superar barreras, reducir las disparidades y construir un futuro más saludable y mejor protegido para todos.

Respetar la vacilación de los padres respecto a las vacunas, a la vez que se promueve la prevención de enfermedades prevenibles por vacunación, requiere un enfoque multifacético basado en la empatía, la educación y la participación comunitaria. Al comprender las inquietudes de los padres, abordar la desinformación y destacar los beneficios de la vacunación, los proveedores de atención de la salud y los defensores de la salud pública pueden fomentar la confianza, promover la aceptación de las vacunas y proteger la salud de los niños y de las comunidades en todo el mundo.

Que el objetivo sea proporcionar a los profesionales de la salud, los especialistas en salud pública y los defensores comunitarios una guía integral para respetar la vacilación de los padres respecto a las vacunas, al tiempo que se promueve la vacunación como una herramienta fundamental para prevenir enfermedades prevenibles por vacunación. A través de una comunicación respetuosa, la educación y la colaboración, podemos empoderar a los padres para que tomen decisiones informadas sobre la vacunación y asegurarnos de que todos los niños tengan acceso a los beneficios que salvan vidas de la inmunización.

CAPÍTULO SIETE

TOMA DE DECISIONES COMPARTIDA POR PARTE DE LOS PADRES

Toma de decisiones compartida (Shared Decision-Making, SDM) por parte de los padres en la atención pediátrica

En la atención pediátrica, la toma de decisiones es un proceso dinámico y complejo que involucra al niño o la niña, a los padres o tutores y a los profesionales de la salud. La toma de decisiones compartida (SDM) es un enfoque que garantiza que todas las partes participen en las decisiones de atención sanitaria que afectan al niño o la niña. Este proceso es fundamental para brindar una atención de alta calidad, centrada en el paciente.

Los principios, beneficios y desafíos de la TDC (SDM) en la atención pediátrica proporcionan mejores prácticas para que los profesionales de la salud faciliten una toma de decisiones compartida eficaz.

Principios de la toma de decisiones compartida

La toma de decisiones compartida se fundamenta en los principios de autonomía, beneficencia, no maleficencia y justicia. En la atención pediátrica, estos principios deben adaptarse para considerar las etapas del desarrollo y la dependencia legal de los niños.

Principios clave de la TDC (SDM) incluyen:

1. **Colaboración**: Las decisiones se toman de manera conjunta entre los profesionales de la salud y los padres, considerando las opiniones y preferencias del niño o la niña.

2. **Elección informada**: Se proporciona a los padres información completa e imparcial sobre las opciones de tratamiento, incluidos los posibles beneficios, riesgos e incertidumbres.

3. **Respeto por las preferencias**: Se respetan los valores, preferencias y creencias culturales de la familia y se integran en el proceso de toma de decisiones.

4. **Enfoque centrado en el niño o la niña**: El interés superior del menor es la principal preocupación, y se reconoce y apoya su capacidad creciente para participar en las decisiones.

El papel de los padres en la toma de decisiones

Los padres o tutores son los principales responsables de tomar decisiones sobre la atención de la salud de sus hijos. Su papel implica:

1. **Defensa**: Actuar en el interés superior del menor abogando por la atención y los servicios adecuados.

2. **Intérprete**: Comprender y traducir la información médica para tomar decisiones informadas.

3. **Apoyo emocional**: Brindar estabilidad emocional y tranquilidad al niño o la niña durante el proceso de toma de decisiones.

4. **Responsable ético**: Velar por que las decisiones se

alineen con consideraciones éticas, incluida la calidad de vida del niño o la niña y su bienestar futuro.

Beneficios de la toma de decisiones compartida

Implementar la TDC (SDM) en la atención pediátrica tiene numerosos beneficios:

1. **Mejores resultados de salud**: Las decisiones colaborativas suelen conducir a una mejor adherencia a los planes de tratamiento y a mejores resultados de salud.
2. **Mayor satisfacción**: Los padres que participan activamente en la toma de decisiones reportan una mayor satisfacción con la atención.
3. **Empoderamiento**: La TDC (SDM) empodera a los padres al valorar sus aportes y experiencia respecto de las necesidades de su hijo o hija.
4. **Construcción de confianza**: Fomenta la confianza entre los profesionales de la salud y las familias, lo cual es crucial para una atención eficaz.

Desafíos de la toma de decisiones compartida

A pesar de sus beneficios, la TDC (SDM) en la atención pediátrica enfrenta varios desafíos:

1. **Complejidad de la información**: La información médica puede ser compleja y difícil de comprender para los padres, especialmente en situaciones de alto estrés.
2. **Estrés emocional**: La carga emocional de tomar decisiones importantes de salud para un niño o una niña puede resultar abrumadora.
3. **Diferencias de perspectiva**: Pueden surgir conflictos entre los deseos de los padres, las preferencias del niño o la niña y las recomendaciones médicas.
4. **Limitaciones de tiempo**: La TDC (SDM) puede requerir tiempo, lo que supone un desafío en entornos clínicos con mucha demanda.

Mejores prácticas para los profesionales de la salud en la TDC (SDM):

Para facilitar de manera efectiva la toma de decisiones compartida (Shared Decision-Making, SDM) en la atención pediátrica, los profesionales de la salud pueden adoptar las siguientes mejores prácticas:

1. **Comunicación eficaz**: Utilice un lenguaje claro, sin jerga, y apoyos visuales para explicar las condiciones médicas y las opciones de tratamiento. Verifique la comprensión mediante el método de “teach-back”.

2. **Escucha activa**: Practique la escucha activa para comprender plenamente las inquietudes, los valores y las preferencias de madres y padres.

3. **Empatía y apoyo**: Brinde apoyo empático a las familias, reconociendo la dificultad emocional de tomar decisiones.

4. **Incorporar la voz del niño o la niña**: Involucre al niño o la niña en el proceso de toma de decisiones de manera acorde a su nivel de desarrollo, asegurando que su voz sea escuchada y considerada.

5. **Marcos estructurados**: Utilice ayudas para la toma de decisiones y marcos estructurados para organizar la información y orientar las conversaciones.

6. **Enfoque colaborativo:** Propicie un ambiente colaborativo en el que todos los miembros del equipo, incluidos el personal de enfermería, los profesionales de trabajo social y los especialistas, respalden el proceso de SDM.

7. **Educación continua:** Eduque a las familias de forma continua, no solo en el momento de la toma de decisiones, para fortalecer sus conocimientos y su confianza a lo largo del tiempo.

La toma de decisiones compartida es esencial en la atención pediátrica, al garantizar que las decisiones sanitarias reflejen el interés superior del niño o la niña, al tiempo que respetan los valores y las preferencias de la familia. Al adoptar las mejores prácticas de SDM, los profesionales de la salud pueden mejorar los resultados en salud, aumentar la satisfacción y construir relaciones más sólidas y basadas en la confianza con las familias. Mediante una comunicación eficaz, la empatía y la colaboración, la SDM puede transformar la atención pediátrica en una práctica más inclusiva y centrada en el paciente.

CAPÍTULO OCHO

ORIENTACIÓN PARA MÉDICOS EN FORMACIÓN EN PEDIATRÍA

Mejores prácticas en la atención pediátrica desde el internado hasta la residencia

Los programas de internado y residencia en pediatría constituyen la base para los profesionales de la salud que inician carreras en la medicina pediátrica.

Las mejores prácticas de la atención pediátrica, desde el internado hasta la formación en la residencia, deben incluir excelencia clínica, atención compasiva y desarrollo profesional, con el fin de capacitar a los médicos en formación en pediatría para convertirse en profesionales de la salud pediátrica competentes y compasivos.

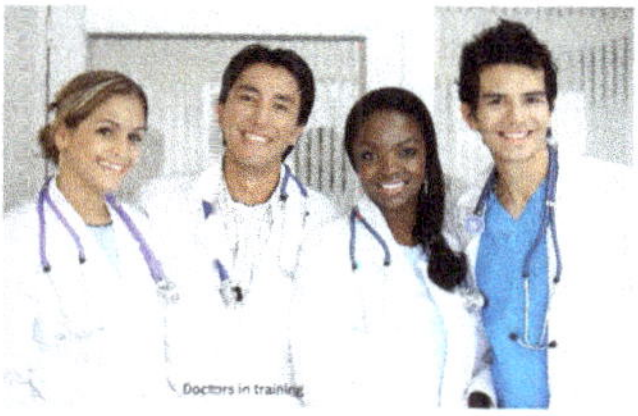

Orientarse en el internado pediátrico

La orientación para los internos de pediatría durante su transición a la práctica clínica es fundamental: las personas profesionales de la salud que se inician aprenden cómo se establece y desarrolla un trato adecuado con el paciente a la vez que dominan las habilidades clínicas básicas y elaboran estrategias de comunicación eficaces, lo que se traduce en confianza, adherencia terapéutica y satisfacción de los pacientes, así como en transparencia del profesional y un buen vínculo terapéutico.

Excelencia clínica en la atención pediátrica

La excelencia clínica es la piedra angular de la atención sanitaria pediátrica.

- **Orientación para profesionales en formación en pediatría**:
  - **Establecimiento de objetivos**: Quienes se forman deberían identificar objetivos a corto y largo plazo, desde completar competencias clínicas específicas hasta presentar investigaciones. Los objetivos claros permiten concentración y motivación, trazando un camino definido hacia sus aspiraciones profesionales.
  - **Búsqueda de mentoría**: La mentoría ayuda a desarrollar habilidades clínicas, perspectivas profesionales y redes de contactos. Encontrar una persona mentora que se alinee con los intereses y valores de la persona en formación proporciona orientación valiosa, apoyo y oportunidades de crecimiento.
  - **Cultivar una mentalidad de crecimiento**: Fomentar la resiliencia y la disposición a aprender de los contratiempos es esencial en la práctica pediátrica. Las personas en formación se benefician al ver los desafíos como oportunidades de crecimiento, lo que fortalece sus habilidades clínicas y su capacidad de adaptación.

ESTRATEGIAS PARA MANEJAR EL ESTRÉS

3. Estrategias para manejar el estrés, prevenir el agotamiento (burnout) y promover la resiliencia en la práctica pediátrica

- **Gestión del tiempo y equilibrio entre trabajo y vida personal**: Mantener un equilibrio saludable entre el trabajo y la vida personal es crucial. Habilidades de gestión del tiempo, como establecer prioridades y usar herramientas digitales para organizar tareas, ayudan a evitar la sobrecarga laboral.
- **Autocuidado y atención plena (mindfulness)**: Practicar el autocuidado es esencial para mantener la salud mental y física. El ejercicio regular, las prácticas de atención plena y las técnicas de relajación ayudan a reducir los niveles de estrés y aumentan la resiliencia.
- **Construir redes de apoyo**: Relacionarse con pares, familia y mentores brinda apoyo emocional, especialmente en momentos difíciles. Las redes de apoyo ayudan a prevenir sentimientos de aislamiento, que pueden contribuir al agotamiento.
- **Establecimiento de límites**: Establecer límites saluda-

bles entre el trabajo y la vida personal previene el exceso de compromisos, que puede llevar al agotamiento. Quienes ejercen deben priorizar el tiempo libre, limitar la comunicación fuera del horario laboral y abogar por cargas de trabajo razonables.

- **Reconocer los síntomas del agotamiento (burnout)**: No se deben ignorar síntomas como la fatiga, el desapego y la disminución del sentido de logro. Fomentar conversaciones abiertas sobre salud mental y utilizar servicios de orientación psicológica puede ayudar a abordar el agotamiento de forma temprana.

RECURSOS Y SISTEMAS DE APOYO PARA PROFESIONALES EN FORMACIÓN EN PEDIATRÍA

4. Recursos y sistemas de apoyo para profesionales en formación en pediatría

•**Recursos educativos**: Las personas en formación en pediatría tienen acceso a abundantes recursos, desde bibliotecas médicas en línea (p. ej., UpToDate, PubMed) hasta plataformas centradas en la especialidad (p. ej., Pediatric Care Online de la Academia Americana de Pediatría (AAP)). Estos recursos proveen aprendizaje continuo y guías de práctica basadas en la evidencia.

•**Programas de bienestar**: Muchas instituciones sanitarias ofrecen programas de bienestar, que pueden incluir servicios de salud mental, recursos de actividad física y talleres de manejo del estrés adaptados a las necesidades del personal sanitario.

•**Apoyo en residencia y subespecialidad**: Los programas estructurados de residencia y de subespecialidad (fellowship) suelen incluir cursos de desarrollo profesional, talleres sobre equilibrio vida-trabajo y acceso a servicios de salud mental, ayudando a las personas en formación a afrontar el estrés de los inicios de la práctica.

•**Grupos de apoyo entre pares**: Los grupos de apoyo, informales o formales, permiten a las personas en formación compartir experiencias, discutir desafíos y obtener perspectivas de colegas en situaciones similares. Estos grupos fomentan la camaradería y la resiliencia dentro del ámbito pediátrico.

Al promover hábitos saludables, prevenir enfermedades y abordar inquietudes del desarrollo, quienes brindan atención pediátrica apoyan la salud, el bienestar y el desarrollo de la niñez. Además, el aprendizaje continuo, la mentoría, el fortalecimiento de la resiliencia y el manejo del estrés permiten que profesionales y personas en formación en pediatría prosperen profesionalmente y ofrezcan atención de alta calidad a sus pacientes jóvenes.

1. Estrategias para brindar una atención pediátrica de alta calidad basada en la evidencia

•**Diagnóstico preciso y tratamiento apropiado**:

o**Práctica basada en la evidencia**: Utilizar guías y estudios actualizados y basados en la evidencia al diagnosticar y tratar pacientes pediátricos ayuda a garantizar que la atención se alinee con los hallazgos más recientes en salud infantil.

o**Evaluación diagnóstica adecuada a la edad**: Los pacientes pediátricos varían mucho en fisiología y desarrollo; las herramientas diagnósticas, las pruebas y los planes terapéuticos deben adaptarse a la edad, etapa de desarrollo e historia clínica de cada niño o niña.

o**Atención centrada en la familia**: Integrar las perspectivas y preferencias de la familia en la planificación del cuidado reconoce su papel en la salud del niño o la niña, y ayuda a construir planes terapéuticos que consideren el estilo de vida y la dinámica familiar para favorecer la adherencia y los resultados.

•**Coordinación efectiva de la atención**:

o**Enfoque colaborativo**: Coordinar la atención entre especialistas pediátricos, profesionales de atención primaria y profesionales afines (p. ej., nutricionistas y terapeutas ocupacionales) crea un enfoque holístico que aborda la amplia gama de necesidades de salud pediátricas.

o**Canales de comunicación claros**: Establecer una comunicación eficiente entre cuidadores y profesionales de la salud asegura la continuidad asistencial y ayuda a prevenir vacíos o duplicidades en el tratamiento.

o**Uso de tecnología en salud**: Los Registros Electrónicos de Salud (EHR/RCE), los portales para pacientes y la telesalud pueden agilizar la coordinación de la atención, permitiendo a los profesionales rastrear y compartir información sin contratiempos y ofreciendo a las familias un acceso más conveniente a la atención.

•**Principios de la excelencia clínica en la medicina pediátrica**:

o**Compromiso con las mejores prácticas**: Las y los profesionales deben priorizar la excelencia clínica mediante el aprendizaje continuo, la participación en revisiones entre pares y la adopción de guías clínicas estandarizadas.

o**Seguridad del paciente**: La atención pediátrica debe enfatizar la minimización del riesgo, el manejo de posibles complicaciones y la adhesión a protocolos diseñados para garantizar la seguridad en todas las interacciones sanitarias.

o**Empatía y compasión**: Un enfoque compasivo construye confianza, reduce la ansiedad en los pacientes jóvenes e influye positivamente en su experiencia global de atención sanitaria.

2. Importancia de construir relaciones sólidas entre pacientes y profesionales de la salud

•**Confianza y comunicación abierta**: Los niños y sus familias suelen sentirse más cómodos y abiertos con profesionales que se toman el tiempo de escuchar, abordar inquietudes y explicar la información médica de forma accesible.

•**Resultados de salud a largo plazo**: Las relaciones positivas fomentan revisiones periódicas, el cumplimiento de los planes terapéuticos y la intervención temprana ante nuevos síntomas, todo lo cual mejora los resultados de salud a largo plazo.

•**Participación del paciente y la familia**: Involucrar a pacientes y familias en la planificación y la toma de decisiones conduce a una atención más personalizada y a una mayor adherencia a los tratamientos prescritos, ya que sienten que se reconocen sus valores y preferencias.

•**Fomentar un sentido de seguridad**: En los pacientes jóvenes, especialmente, establecer confianza en su profesional de la salud ayuda a reducir los temores relacionados con los entornos clínicos y favorece una visión más saludable de la atención médica a lo largo de la vida.

3. Adoptar la diversidad y la competencia cultural en la atención pediátrica

• **Importancia de la competencia cultural**:

• **Proporcionar una atención inclusiva**: La competencia cultural garantiza que la atención sea respetuosa y sensible a las creencias, prácticas y valores de poblaciones de pacientes diversas. Es esencial crear un entorno acogedor en el que todas las personas pacientes se sientan comprendidas y respetadas.

• **Reducir las desigualdades en salud**: La atención culturalmente competente puede ayudar a abordar y reducir las desigualdades en salud al comprender y adaptarse a las necesidades específicas de distintos grupos culturales, lo que a su vez mejora la equidad en salud.

• **Favorecer mejores resultados en salud**: Cuando los

pacientes y sus familias sienten que se respetan sus necesidades y perspectivas culturales, es más probable que se vinculen con los servicios de salud y sigan las recomendaciones terapéuticas.

- **Componentes clave de la competencia cultural**:
  - **Humildad cultural**: Quienes brindan atención deben abordar cada interacción con apertura, autoconciencia y disposición a aprender desde la perspectiva del paciente, en lugar de asumir conocimientos basados en generalizaciones.
  - **Sensibilidad a las normas culturales**: Comprender las diferencias culturales en los conceptos de enfermedad, los roles familiares y los procesos de toma de decisiones ayuda a los profesionales a crear empatía y evitar malentendidos no intencionales.
  - **Comunicación intercultural eficaz**: Usar un lenguaje claro y respetuoso, reconocer las diferencias y abordar cualquier barrera idiomática mediante servicios de interpretación cuando sea necesario es crucial para construir comprensión y confianza.

4. Estrategias para promover la diversidad, la equidad y la inclusión en los programas de formación pediátrica

- **Reclutamiento de profesionales en formación de orígenes diversos**: Reclutar de forma proactiva a residentes y subespecialistas en formación procedentes de una variedad de contextos aporta perspectivas y experiencias diversas al campo de la pediatría, ayuda a abordar las inequidades en salud y mejora la atención con competencia cultural.
- **Incorporación de DEI en los planes de estudio**: Los programas de formación pediátrica deben integrar en sus planes de estudio la educación en diversidad, equidad e inclusión (DEI), abarcando temas como el sesgo implícito, las disparidades en salud y estrategias para una atención inclusiva.
- **Formación en competencia cultural**: Ofrecer talleres y

oportunidades de aprendizaje continuo sobre competencia y humildad cultural ayuda a que los profesionales en formación reconozcan y aborden sus sesgos personales y comprendan la importancia de una atención inclusiva y centrada en el paciente.

- **Programas de mentoría para profesionales subrepresentados**: Establecer programas de mentoría que apoyen a profesionales de la salud en formación procedentes de grupos subrepresentados puede ayudarles a sortear los desafíos de la profesión médica, ofreciendo modelos a seguir y orientación que fomenten la retención y el éxito.

Fomentar la participación comunitaria: Exponer a los profesionales en formación a iniciativas de extensión comunitaria les permite interactuar con poblaciones diversas en entornos no clínicos, fomentando una comprensión más profunda de los determinantes sociales de la salud y las necesidades particulares de las comunidades desatendidas.

Priorizar estas estrategias en la atención pediátrica promueve altos estándares de excelencia clínica, respalda relaciones sólidas entre paciente y proveedor, y garantiza que todos los niños reciban una atención compasiva y equitativa. Al defender la diversidad, la equidad y la inclusión, los proveedores de pediatría y los programas de formación pueden trabajar juntos para crear un entorno sanitario en el que cada niño se sienta seguro, comprendido y empoderado para llevar una vida saludable.

Atención preventiva y promoción de la salud

La atención preventiva y la promoción de la salud son componentes esenciales de la práctica pediátrica.

1. Estrategias para promover conductas saludables en pacientes pediátricos

- **Educación e implicación de los padres y cuidadores**: Los padres y cuidadores son aliados esenciales para promover hábitos saludables en la infancia. Los proveedores de salud pueden educar a los padres sobre nutrición adecuada a la edad, ejercicio, rutinas de sueño y manejo del tiempo de pantalla.

•**Modelado y refuerzo**: Alentar a los padres a modelar conductas saludables, como la actividad física, la alimentación saludable y el manejo del estrés, ayuda a que los niños vean estos hábitos como parte de su vida diaria. Los proveedores pueden ofrecer refuerzo positivo a las familias que practican conductas saludables.

•**Establecer metas alcanzables**: Trabajar con los niños y las familias para fijar metas pequeñas y alcanzables ayuda a generar impulso. Las metas pueden incluir actividades específicas como "20 minutos de juego al aire libre cada día" o "cinco porciones de frutas y verduras al día".

•**Participación escolar y comunitaria**: Colaborar con escuelas y organizaciones comunitarias puede amplificar los esfuerzos de promoción de la salud. Los programas que ofrecen comidas saludables, sesiones de actividad física y apoyo de salud mental llegan a los niños en contextos comunitarios más amplios, promoviendo conductas saludables a mayor escala.

•**Tecnología y herramientas**: El uso de aplicaciones (apps), videos educativos y plataformas interactivas puede involucrar a los niños y sus familias en el aprendizaje sobre salud. Los proveedores pueden recomendar herramientas que registren la actividad, refuercen el aprendizaje sobre elecciones de alimentos saludables o promuevan la atención plena (mindfulness).

2. Prevención de enfermedades en pacientes pediátricos

•**Vacunación e inmunización**: Las vacunaciones puntuales son fundamentales para prevenir enfermedades infecciosas graves. Los proveedores deben asegurarse de que los niños se mantengan al día con las vacunas recomendadas, ofreciendo educación sobre la seguridad de las vacunas y abordando las inquietudes de los padres.

•**Orientación nutricional**: Una buena nutrición respalda el sistema inmunitario, el crecimiento y el desarrollo del niño. Los proveedores deben enfatizar una dieta equilibrada con vitaminas y minerales adecuados, limitar los alimentos procesados y fomentar la hidratación.

•**Salud bucodental**: Prevenir las enfermedades dentales mediante el cepillado regular, el uso de hilo dental y las revisiones odontológicas periódicas es fundamental. Educar a los padres sobre limitar los alimentos y bebidas azucarados y reforzar la importancia de la higiene dental desde una edad temprana ayuda a mantener la salud bucodental.

•**Actividad física y sedentarismo**: Fomentar la actividad física favorece la salud cardiovascular, el bienestar mental y la condición física de los niños. En los más pequeños, las actividades lúdicas promueven el movimiento, mientras que los mayores pueden participar en deportes, danza y otras actividades estructuradas.

•**Entornos seguros**: La prevención de enfermedades también implica promover medidas de seguridad como el uso de sillas de seguridad para el automóvil, el uso de casco al montar en bicicleta y la supervisión durante el juego. Educar a las familias sobre prevención de lesiones es una parte integral de la atención preventiva.

3. Abordaje de preocupaciones del desarrollo y del comportamiento en pacientes pediátricos

•**Pruebas de detección del desarrollo**: Las pruebas de detección periódicas ayudan a identificar retrasos del desarrollo en áreas como el lenguaje, las habilidades motoras, la socialización y la cognición. Estas evaluaciones permiten derivaciones tempranas a especialistas si es necesario, lo que puede mejorar significativamente los resultados.

•**Apoyo en salud mental y conductual**: Abordar los problemas conductuales de forma temprana puede evitar su escalada y mejorar las habilidades de afrontamiento. Para preocupaciones como el TDAH (trastorno por déficit de atención con hiperactividad), la ansiedad o la depresión, la consejería temprana, la terapia conductual o la educación familiar pueden apoyar el bienestar del niño.

•**Apoyo y recursos para los padres**: Proporcionar recursos para los padres, como talleres de crianza o materiales sobre el manejo de conductas desafiantes, puede empoderar a las familias para abordar de forma proactiva los problemas del desarrollo o del comportamiento.

•**Equipos de atención integrada**: Los equipos multidisciplinarios que incluyen psicólogos, terapeutas y trabajadores sociales junto con pediatras son eficaces para manejar de manera integral los problemas del desarrollo y del comportamiento, garantizando que los niños y sus familias cuenten con un apoyo integral.

4. Importancia de la intervención temprana, la detección y la orientación anticipatoria en la atención pediátrica

• **Intervención temprana**:

◦ La intervención temprana para problemas del desarrollo o del comportamiento puede conducir a mejores resultados a largo plazo. Por ejemplo, los niños con diagnóstico de retrasos del habla o motores se benefician de la terapia durante periodos críticos del desarrollo.

◦ Intervenir de forma temprana en casos de obesidad, asma o preocupaciones conductuales ayuda a reducir la probabilidad de que estos problemas persistan en la adultez, disminuyendo el riesgo de enfermedades crónicas y promoviendo una mejor calidad de vida.

• **Detección**:

◦ **Pruebas de detección rutinarias**: Las pruebas de detección en los controles de salud del niño sano ayudan a identificar problemas del desarrollo, físicos y conductuales que pueden requerir atención adicional. Estas evaluaciones incluyen visión, audición, hitos del desarrollo y valoraciones de salud conductual.

- **Pruebas de detección dirigidas**: Además de las pruebas generales de desarrollo, las evaluaciones dirigidas para afecciones como el autismo, la depresión y la ansiedad ayudan a identificar problemas que pueden no ser evidentes de inmediato. Este enfoque permite derivaciones oportunas a especialistas si es necesario.

- **Orientación anticipatoria**:
- **Orientar a los padres**: La orientación anticipatoria proporciona a los padres información sobre lo que pueden esperar en el desarrollo de sus hijos y cómo manejar los desafíos venideros. Por ejemplo, aconsejar a los padres sobre el control de esfínteres, cómo afrontar la selectividad alimentaria o cómo gestionar el tiempo de pantalla les ayuda a prepararse para las etapas del desarrollo de sus hijos.
- **Fomentar estilos de vida saludables**: La orientación anticipatoria también incluye promover hábitos como el sueño seguro, la actividad física regular y la nutrición equilibrada. Al educar a las familias desde temprano, los proveedores pueden ayudar a establecer una base para la salud a lo largo de la vida.
- **Desarrollar resiliencia**: Los proveedores pueden ayudar a las familias a desarrollar resiliencia fomentando relaciones sociales sólidas, rutinas y estrategias de afrontamiento, que respaldan la salud mental y el bienestar frente a estresores futuros.

Las estrategias anteriores ilustran el enfoque integral necesario para apoyar a los pacientes pediátricos, desde las pruebas tempranas de detección hasta la orientación sobre conductas saludables. Al brindar educación, apoyo e intervenciones tempranas, los proveedores de salud desempeñan un papel clave en fomentar la salud, el desarrollo y el bienestar de los niños.

1. Estrategias para promover conductas saludables, prevenir enfermedades y abordar preocupaciones del desarrollo y del comportamiento en pediatría

- **Promoción de conductas saludables:**
  - **Educación sobre nutrición y ejercicio**: Los proveedores pueden guiar a las familias para comprender la importancia de una nutrición equilibrada, la actividad física regular y un sueño adecuado en los niños. Establecer objetivos de salud apropiados para la edad, como reducir las bebidas azucaradas o incorporar juego diario, refuerza estas conductas.
  - **Modelado positivo**: Alentar a los padres y cuidadores a modelar conductas saludables, como comer alimentos nutritivos y participar en actividades físicas, ayuda a que los niños vean estos hábitos como una parte normal de la vida.
  - **Implicación de los padres e intervenciones basadas en la familia**: Es más probable que se adopten conductas saludables cuando participa toda la familia. Enseñar a las familias formas sencillas de preparar comidas saludables o crear rutinas de ejercicio puede fortalecer el compromiso.
  - **Programas escolares y comunitarios**: Colaborar con escuelas locales u organizaciones comunitarias para organizar eventos de educación para la salud, actividades físicas o desafíos de bienestar que alcancen a los niños en contextos más amplios.
- **Prevención de enfermedades:**
  - **Programas de vacunación**: Las inmunizaciones regulares son esenciales para prevenir las enfermedades infecciosas. Los profesionales de la salud pueden apoyar a los progenitores informándoles sobre la seguridad y la eficacia de las vacunas y abordando las inquietudes más frecuentes.

- **Exámenes de salud de rutina**: Los controles anuales con pruebas de detección para visión, audición y desarrollo integral ayudan a detectar problemas de manera temprana. Las pruebas de detección específicas, como las de anemia, exposición al plomo o colesterol elevado (para poblaciones en riesgo), cumplen una función en la atención preventiva.

- **Lesiones y seguridad ambiental**: Educar a las familias sobre prácticas de seguridad—como el uso adecuado de asientos de seguridad para el automóvil, cascos y la concientización sobre riesgos ambientales (p. ej., detectores de humo, exposición al plomo)—ayuda a reducir lesiones y enfermedades prevenibles.

- **Abordar las preocupaciones del desarrollo y del comportamiento**:
  - **Detecciones tempranas del desarrollo**: Las evaluaciones del desarrollo pueden identificar retrasos de manera temprana, lo que permite derivaciones oportunas a especialistas en terapia del habla y del lenguaje, terapia ocupacional o terapia conductual, según sea necesario.
  - **Detección de salud conductual**: La detección de problemas de salud conductual como la ansiedad, la depresión y el TDAH es crucial. Vincular a las familias con servicios de asesoramiento, terapia familiar o recursos de trabajo social proporciona apoyo específico.
  - **Recursos y educación para progenitores**: Brindar materiales educativos sobre el desarrollo infantil y técnicas de manejo del comportamiento empodera a los progenitores para apoyar eficazmente a sus hijos.

- **Importancia de la intervención temprana, la detección y la orientación anticipatoria**:
  - **Intervención temprana**: La intervención temprana en preocupaciones del desarrollo, físicas o conductuales puede conducir a resultados más favorables. Los niños que reciben

apoyo temprano por retrasos del desarrollo, por ejemplo, suelen tener mejores resultados sociales y académicos a largo plazo.

◦ **Orientación anticipatoria**: Preparar a las familias para las etapas del desarrollo, las precauciones de seguridad y las medidas de salud preventiva (p. ej., limitar el tiempo de pantalla y gestionar la higiene del sueño) fomenta una crianza proactiva e informada.

2. Educación médica continua y participación en organizaciones profesionales

- **Importancia del aprendizaje permanente**: La medicina pediátrica evoluciona constantemente, por lo que la educación médica continua (Continuing Medical Education, CME) garantiza que los profesionales de la salud se mantengan al día con las mejores prácticas e innovaciones del campo. Mediante talleres, seminarios y cursos en línea, los profesionales pueden actualizar sus conocimientos sobre nuevos tratamientos, herramientas diagnósticas y estrategias de atención basadas en la evidencia.
- **Beneficios de las organizaciones profesionales**: La afiliación a organizaciones como la Academia Americana de Pediatría (AAP) ofrece acceso a investigaciones, cursos de desarrollo profesional, conferencias y a una red de colegas que brindan apoyo. Mantenerse activo en dichas organizaciones fomenta la participación comunitaria y proporciona acceso a valiosos recursos clínicos.

CAPÍTULO NUEVE

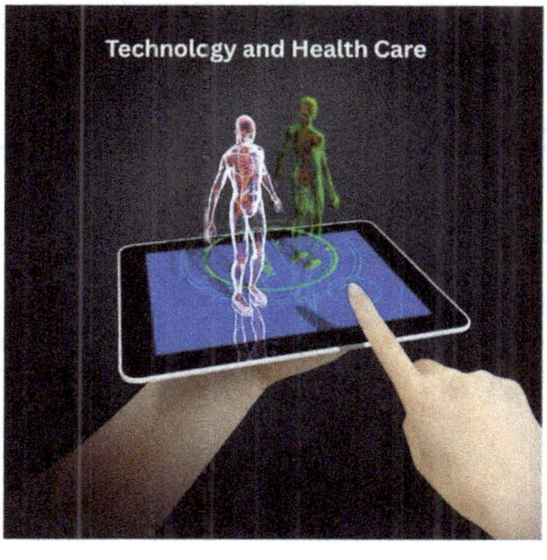

INNOVAR EN LA ATENCIÓN: IMPACTO DE LA TECNOLOGÍA

Innovar en la atención: el impacto de la tecnología en las mejores prácticas de la atención pediátrica

La tecnología ha revolucionado el panorama de la atención pediátrica, ofreciendo oportunidades sin precedentes para mejorar los resultados clínicos, aumentar la eficiencia y avanzar el conocimiento médico. La tecnología está transformando la atención pediátrica al potenciar la precisión diagnóstica, posibilitar planes de tratamiento personalizados, mejorar la participación de pacientes y familias y promover los esfuerzos de investigación. Al aprovechar estos avances, los profesionales de pediatría pueden ofrecer una atención más segura y eficaz, lo que conduce a mejores resultados de salud y a una mayor calidad de vida para los niños. A continuación se detalla cómo la tecnología está redefiniendo las mejores prácticas en la atención pediátrica:

1. Mejora del diagnóstico y el tratamiento en pediatría

- **Diagnóstico de precisión:**

  - **Tecnologías de imagen**: Los avances en imagen, como la resonancia magnética y la ecografía, proporcionan información de alta resolución sobre las afecciones pediátricas con mayor precisión y menor exposición a radiación, lo cual es especialmente beneficioso para los niños. Estas tecnologías ayudan a diagnosticar desde cardiopatías congénitas hasta trastornos neurológicos con mínimo malestar para los pacientes pediátricos.

◦ **Pruebas genómicas y genéticas**: Las pruebas genéticas pueden revelar predisposiciones a enfermedades, lo que permite intervenciones más tempranas y diagnósticos más precisos de trastornos genéticos raros en la infancia. Estas tecnologías posibilitan planes de tratamiento personalizados, adaptados al perfil genético único de cada niño, lo que aumenta la eficacia terapéutica.

◦ **Inteligencia Artificial (IA) y Aprendizaje Automático (ML)**: La IA se está integrando en el diagnóstico, especialmente en la interpretación de imágenes, patología y resultados de laboratorio. En pediatría, la IA ayuda a identificar patrones que indican condiciones específicas de salud, facilitando diagnósticos tempranos y precisos. Las herramientas de IA también se usan para predecir la evolución de las enfermedades y optimizar las vías de tratamiento para pacientes pediátricos.

- **Telemedicina y monitoreo remoto de pacientes**:

◦ **Plataformas de telesalud**: La telemedicina ha ampliado el acceso a la atención pediátrica, particularmente en áreas rurales o desatendidas, permitiendo que los niños reciban consultas especializadas sin desplazamientos extensos. Esto es especialmente útil para seguimientos rutinarios, sesiones de salud mental y el manejo de enfermedades crónicas.

◦ **Dispositivos portátiles**: La tecnología ponible, como monitores cardíacos pediátricos, sensores de glucosa o termómetros inteligentes, permite la monitorización continua y alertas en tiempo real. Estos datos ayudan a los profesionales a seguir las tendencias de salud del niño a lo largo del tiempo y realizar ajustes oportunos en los planes de tratamiento según sea necesario, empoderando a las familias para involucrarse más activamente en el manejo de la salud de sus hijos.

- **Robótica y procedimientos mínimamente invasivos**:
  - La robótica está posibilitando una precisión mayor en las cirugías mínimamente invasivas, reduciendo los tiempos de recuperación y disminuyendo el riesgo de complicaciones en pacientes pediátricos. Por ejemplo, los procedimientos laparoscópicos asistidos por robot ayudan a disminuir el dolor y a acelerar la recuperación, haciendo que la cirugía sea más segura y menos intimidante para los niños y sus familias.

MEJORAR LA SALUD DEL PACIENTE

2. Mejorar la participación del paciente y la atención centrada en la familia

- **Portales del paciente y aplicaciones móviles:**
  - Los portales digitales del paciente permiten a las familias acceder a la historia clínica de sus hijos, programar citas y comunicarse con los profesionales. Esta transparencia fomenta que madres y padres se involucren más en la atención de sus hijos, facilitando el seguimiento de las vacunaciones, la recepción de consejos de salud personalizados y la adherencia a los planes de tratamiento.
  - Las aplicaciones móviles de salud diseñadas para niños hacen que la educación sanitaria sea atractiva mediante herramientas interactivas que enseñan a los pacientes pediátricos sobre sus afecciones y medicamentos. Esto puede ser especialmente útil en el manejo de enfermedades crónicas, como el asma o la diabetes, donde la adherencia al tratamiento es esencial.
- **Realidad virtual (RV) para educación del paciente y reducción del estrés:**

◦ La tecnología de RV se está utilizando para reducir la ansiedad en pacientes pediátricos, especialmente durante procedimientos médicos. Al sumergir a los niños en entornos virtuales calmantes o entretenidos, la RV puede distraer del malestar y aliviar el estrés asociado con la atención médica.

◦ Las herramientas de RV y de realidad aumentada (RA) ayudan a educar a niños y a padres sobre los procedimientos médicos, contribuyendo a desmitificar conceptos complejos y a crear una mejor comprensión de lo que pueden esperar, lo que genera confianza y reduce el miedo.

3. Avances en investigación e innovación pediátricas

• **Big Data y Analítica Predictiva**:

◦ Con los registros electrónicos de salud (EHR/RCE) y otras fuentes de datos digitales, los investigadores tienen acceso a grandes conjuntos de datos que revelan patrones en la salud pediátrica, lo que conduce a mejores conocimientos sobre las tendencias de enfermedades y los factores de riesgo. Por ejemplo, la analítica predictiva puede ayudar a identificar a los niños con alto riesgo de ciertas afecciones, posibilitando intervenciones preventivas.

◦ El Big Data también permite a los investigadores seguir la efectividad de los tratamientos en grandes poblaciones, allanando el camino para la mejora continua de los protocolos de atención pediátrica.

• **Ensayos clínicos y evidencia del mundo real**:

◦ Las herramientas digitales para el reclutamiento en ensayos clínicos y la recopilación de datos han agilizado el proceso de investigación, facilitando la realización de ensayos específicamente para poblaciones pediátricas, que a menudo están subrepresentadas. Al simplificar el reclutamiento de pacientes y la recopilación remota de datos, los investigadores pueden obtener información sin imponer una carga indebida a los pacientes jóvenes.

◦ Las herramientas de evidencia del mundo real, que recogen datos sobre cómo funcionan los tratamientos fuera de los ensayos controlados, están proporcionando información invaluable sobre la eficacia y los efectos adversos de los tratamientos, lo que permite terapias pediátricas más personalizadas y seguras.

- **Inteligencia Artificial en el desarrollo de fármacos:**
  ◦ La IA acelera el proceso de descubrimiento de fármacos, analizando datos para identificar nuevos objetivos terapéuticos para enfermedades pediátricas. Al optimizar este proceso, la IA puede acortar el tiempo de disponibilidad de medicamentos esenciales adaptados a los niños, particularmente para afecciones raras o complejas.

4. Garantizar una atención pediátrica más segura y eficaz mediante la tecnología

- **Registros electrónicos de salud (EHR/RCE) y coordinación asistencial:** Los Registros Electrónicos de Salud (EHR/RCE) desempeñan un papel fundamental al consolidar la información de salud de un niño, facilitando que los profesionales accedan a una visión integral de la historia clínica de cada paciente. Los EHR/RCE mejoran la coordinación asistencial, posibilitando una mejor comunicación entre profesionales de atención primaria, especialistas y familias.
- **Sistemas de apoyo a la decisión:** Los Sistemas de Apoyo a la Decisión Clínica (CDSS) integrados con los EHR/RCE brindan orientación en tiempo real a los pediatras, incluidas alertas sobre interacciones farmacológicas, ajustes de dosis y sugerencias de tratamiento personalizadas. Estos sistemas son especialmente valiosos en pediatría, donde la dosificación y los protocolos terapéuticos varían significativamente según la edad y el peso.
- **Acceso remoto a la atención especializada:** La telemedicina y las plataformas de consulta remota facilitan que los

pediatras se conecten con especialistas en tiempo real, garantizando que los niños reciban atención oportuna y experta para afecciones complejas o raras, independientemente de la ubicación geográfica.

5. Futuro de la tecnología en la atención pediátrica: construir una generación más saludable

- **Atención predictiva y preventiva**: Con herramientas como las pruebas genéticas, la analítica impulsada por IA y los dispositivos de salud ponibles, el futuro de la atención pediátrica se está orientando a predecir problemas de salud potenciales antes de que se vuelvan críticos. Este enfoque proactivo podría conducir a la detección temprana y la prevención de enfermedades crónicas como la diabetes, la obesidad o el asma.
- **Medicina pediátrica personalizada**: A medida que la tecnología evoluciona, la atención pediátrica seguirá avanzando hacia tratamientos a la medida, basados en factores genéticos, ambientales y de estilo de vida únicos de cada niño. Esto permitirá un enfoque más personalizado, reduciendo el ensayo y error en los tratamientos y minimizando los efectos adversos.
- **Equidad en el acceso a la tecnología pediátrica**: Al ampliar la infraestructura de telesalud y crear soluciones de monitoreo de salud de bajo costo, la tecnología puede desempeñar un papel vital en la reducción de las desigualdades en salud. Garantizar que todos los niños, independientemente de su situación socioeconómica, tengan acceso a atención basada en tecnología ayudará a abordar las inequidades en salud en las poblaciones pediátricas.

A través de estas innovaciones, la tecnología está remodelando el panorama de la atención pediátrica. Permite a los profesionales de la salud brindar una atención más eficaz, oportuna y centrada en el paciente, y fomenta la participación de los pacientes jóvenes y sus familias. Al continuar adoptando los avances tecnológicos, los proveedores de atención pediátrica están construyendo un futuro en el que los niños tengan acceso a tratamientos y herramientas de vanguardia que favorezcan vidas más saludables y brillantes.

SALUD DIGITAL

REVOLUCIÓN DE LA SALUD DIGITAL

La revolución de la salud digital ha introducido una gran cantidad de tecnologías innovadoras en la atención sanitaria, cada una con implicaciones únicas para la atención pediátrica. Desde los registros electrónicos de salud (EHR/RCE) y la telemedicina hasta los dispositivos ponibles y las aplicaciones móviles de salud, estas herramientas están transformando el panorama de la medicina pediátrica. Prometen mejorar el acceso, la eficiencia y la calidad de la atención para niños y adolescentes, abordando algunos de los desafíos de larga data en la prestación de la atención pediátrica.

Registros Electrónicos de Salud (EHR/RCE)

Los Registros Electrónicos de Salud (EHR/RCE) se han vuelto fundamentales en la atención de la salud, permitiendo que los profesionales accedan fácilmente al historial médico de un paciente, resultados de laboratorio, registros de vacunación y otra información crítica de salud. En pediatría, donde la continuidad de la atención desde la infancia hasta la adolescencia es vital, los EHR/RCE mejoran la coordinación del cuidado al permitir que distintos profesionales compartan información de manera fluida. Esto es especialmente importante para los niños con enfermedades crónicas que requieren seguimientos regulares y múltiples especialistas. Los EHR/RCE también pueden ayudar a garantizar que los niños reciban pruebas de detección adecuadas a la edad y las vacunas correspondientes, reduciendo el riesgo de enfermedades prevenibles.

Telemedicina

La telemedicina ha revolucionado el acceso a la atención pediátrica, especialmente para las familias en zonas rurales o desatendidas. Con la telemedicina, las familias pueden consultar a especialistas pediátricos sin necesidad de viajar largas distancias, lo que resulta particularmente beneficioso en especialidades pediátricas como neurología, cardiología y salud conductual. Durante la pandemia de COVID-19, la telemedicina fue esencial para mantener la continuidad de la atención, y sigue siendo una herramienta fundamental para el manejo de enfermedades crónicas y preocupaciones de salud mental en niños. La telemedicina también puede ayudar en situaciones de atención aguda, brindando tranquilidad a los padres y reduciendo las visitas innecesarias a la sala de emergencias.

Dispositivos vestibles

Los dispositivos vestibles, como rastreadores de actividad física, monitores de frecuencia cardíaca y monitores del sueño, son cada vez más populares en la atención pediátrica. Para niños con afecciones como diabetes, asma o problemas cardíacos, los dispositivos vestibles ofrecen monitoreo en tiempo real, lo que puede conducir a la detección temprana de posibles problemas y a un mejor manejo de las enfermedades crónicas. En pediatría, donde la adherencia del paciente y la participación de los padres son esenciales, estos dispositivos pueden aportar datos valiosos que los padres y los profesionales de la salud pueden utilizar para tomar decisiones de atención mejor informadas. Los dispositivos vestibles también fomentan la actividad física y los hábitos saludables, abordando problemas como la obesidad infantil, que es una preocupación creciente en todo el mundo.

Aplicaciones de salud móvil

Las aplicaciones de salud móvil (mHealth) ofrecen una variedad de funciones, desde el seguimiento de los hitos del desarrollo hasta el manejo de enfermedades crónicas. Las aplicaciones específicas para pediatría ayudan a los padres a hacer seguimiento del crecimiento y desarrollo de sus hijos, programar las vacunas y acceder a consejos médicos. Para los adolescentes, hay aplicaciones que apoyan la salud mental, promueven el autocuidado y ofrecen orientación sobre temas como nutrición y ejercicio. Estas aplicaciones pueden ser un valioso recurso educativo tanto para los padres como para los pacientes jóvenes, fomentando una mejor comprensión y manejo de la salud. Para los profesionales, las aplicaciones de salud móvil ofrecen un canal de comunicación directo con pacientes y familias, ayudándoles a mantenerse vinculados a la atención entre visitas.

Big Data y analítica predictiva

A medida que la atención pediátrica adopta soluciones de salud digital, la enorme cantidad de datos generados (Big Data o macrodatos) puede aprovecharse para la analítica predictiva. Al analizar datos de los EHR/RCE y la información en tiempo real proveniente de dispositivos vestibles, la analítica predictiva puede identificar a niños en riesgo de desarrollar determinadas condiciones y posibilitar intervenciones tempranas. Esto es especialmente valioso en la atención pediátrica preventiva, donde la acción temprana puede mejorar significativamente los resultados. La analítica también puede ayudar en la asignación de recursos, la identificación de tendencias en las poblaciones de pacientes y la preparación de los sistemas de salud para enfermedades estacionales o brotes.

Implicaciones para el acceso, la eficiencia y la calidad de la atención

La revolución de la salud digital tiene el potencial de mejorar el acceso al superar barreras geográficas y socioeconómicas. La telemedicina, por ejemplo, garantiza que los niños en áreas rurales o desatendidas tengan acceso a atención especializada, mientras que las aplicaciones de salud móvil ponen recursos de salud en manos de las familias independientemente de su ubicación. Las herramientas digitales también promueven la eficiencia al agilizar los flujos de trabajo y permitir el intercambio de datos entre profesionales, reduciendo la duplicación de pruebas y mejorando la coordinación del cuidado. En términos de calidad, las tecnologías de salud digital facilitan la atención personalizada y el manejo proactivo de las condiciones de salud, lo que se traduce en mejores resultados para los pacientes.

Desafíos y consideraciones

A pesar de los muchos beneficios, la salud digital en la atención pediátrica no está exenta de desafíos. Las preocupaciones en materia de privacidad son particularmente importantes, ya que los datos de los niños son altamente sensibles y los profesionales deben cumplir con normativas estrictas. Además, aún existen disparidades en el acceso a la tecnología, y es necesario garantizar que todas las familias cuenten con acceso a soluciones de salud digital. Capacitar a los profesionales y educar a las familias en el uso adecuado de las herramientas de salud digital también es esencial para maximizar su potencial.

Conclusión

La revolución de la salud digital ofrece un futuro prometedor para la atención pediátrica, con herramientas que pueden redefinir cómo brindamos atención a los niños y apoyar su salud a lo largo de la vida. Al aprovechar estas tecnologías, los profesionales de la salud pediátrica pueden proporcionar una atención más accesible, eficiente y de mayor calidad, mejorando en última instancia los resultados de salud de los niños y apoyando futuros más saludables.

MEDICINA DE PRECISIÓN

La medicina de precisión en la atención pediátrica

La medicina de precisión está transformando la atención de la salud al permitir que los tratamientos se personalicen según las características únicas de cada paciente. En pediatría, este enfoque ofrece una promesa particular, ya que la composición genética de los niños, sus biomarcadores y los factores ambientales pueden influir en cómo responden a los tratamientos. Con avances tecnológicos como la secuenciación genómica y la bioinformática, los profesionales de la salud cuentan ahora con herramientas para implementar estrategias de medicina de precisión especialmente efectivas para niños con afecciones complejas o raras. Estas terapias dirigidas pueden ofrecer mayor eficacia y menos efectos secundarios que los enfoques tradicionales, mejorando significativamente los resultados en los pacientes pediátricos.

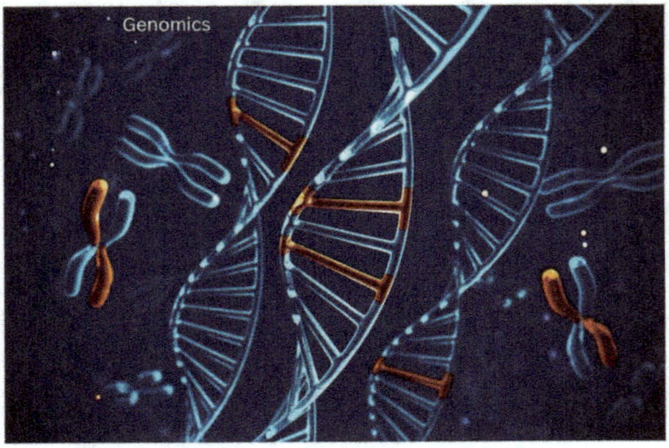

La medicina de precisión adapta la atención médica según el perfil genético único, el estilo de vida y el entorno de cada individuo. En los niños, este enfoque permite la intervención temprana en afecciones con predisposición genética, lo que potencialmente previene la aparición de enfermedades más adelante en la vida. La secuenciación genómica—descifrar el genoma completo de un paciente—es particularmente valiosa en pediatría, ya que puede revelar mutaciones o marcadores genéticos vinculados a afecciones específicas. Por ejemplo, en oncología, la secuenciación genómica ayuda a identificar las características moleculares de los tumores, lo que permite a los profesionales de la salud seleccionar terapias dirigidas que atacan específicamente a las células cancerosas y preservan el tejido sano. Este enfoque personalizado también puede mejorar el manejo de otras afecciones pediátricas complejas, como la fibrosis quística, los defectos cardíacos congénitos y las enfermedades genéticas raras, lo que se traduce en tratamientos más eficaces e individualizados.

La bioinformática, que implica el análisis de datos biológicos complejos, desempeña un papel crucial en la medicina de precisión. Al utilizar herramientas de bioinformática para interpretar datos genéticos, los investigadores y los profesionales de la salud pueden identificar factores de riesgo potenciales, comprender los mecanismos de la enfermedad y desarrollar terapias dirigidas adaptadas al perfil único de cada niño. Por ejemplo, la bioinformática ha permitido identificar biomarcadores que indican la progresión de la enfermedad o la respuesta al tratamiento, ayudando a los clínicos a ajustar las terapias según sea necesario y mejorando los resultados. Estos avances permiten un enfoque más proactivo y preventivo de la atención pediátrica, que en última instancia conduce a futuros más saludables para los niños.

INTEGRACIÓN DE IA, PRIVACIDAD DE DATOS, SEGURIDAD Y SESGOS

Inteligencia Artificial (IA) y Aprendizaje Automático (ML) en la atención pediátrica

La IA y el aprendizaje automático también están revolucionando la atención pediátrica al transformar la toma de decisiones clínicas, el diagnóstico y la planificación del tratamiento. Los algoritmos basados en IA pueden procesar grandes volúmenes de datos—como información genética, resultados de imágenes y datos de Registros Electrónicos de Salud (EHR/RCE)—con mayor rapidez y precisión que los profesionales de la salud. Al identificar patrones y predecir resultados, la IA puede apoyar a los proveedores de atención en la toma de decisiones basadas en evidencia, mejorando la precisión y la eficiencia de la atención pediátrica.

En el diagnóstico, los algoritmos de IA pueden analizar imágenes médicas para detectar con gran precisión signos tempranos de enfermedades, como los cánceres pediátricos. Por ejemplo, las herramientas de IA pueden analizar exploraciones de resonancia magnética (RM) y detectar anomalías sutiles que podrían pasar inadvertidas al ojo humano, lo que conduce a un diagnóstico y un tratamiento más tempranos. La IA también se está utilizando para interpretar datos genéticos, lo que ayuda en el diagnóstico de enfermedades genéticas raras que de otro modo podrían no detectarse. En pediatría, donde la intervención temprana suele ser crucial, los diagnósticos impulsados por IA pueden propiciar tratamientos oportunos y mejores resultados.

La IA también está mejorando la planificación del tratamiento y la toma de decisiones. Los modelos de aprendizaje automático pueden predecir cómo responderán pacientes individuales a tratamientos específicos en función de sus perfiles genéticos y antecedentes médicos. Esta capacidad predictiva permite a los clínicos seleccionar las terapias con mayor probabilidad de éxito, reduciendo el ensayo y error en el tratamiento. Por ejemplo, las herramientas impulsadas por IA pueden predecir el riesgo de reacciones adversas a los medicamentos, lo cual es especialmente importante en la atención pediátrica, donde la dosificación y los efectos secundarios deben manejarse cuidadosamente. Al personalizar el tratamiento de este modo, la IA puede ayudar a minimizar los efectos secundarios y mejorar la calidad de vida de los pacientes pediátricos.

Mayor eficiencia y resultados en la prestación de la atención pediátrica

La integración de la IA y el ML en la atención pediátrica ofrece múltiples beneficios, incluidos una mayor eficiencia y mejores resultados. La IA puede agilizar los flujos de trabajo al automatizar tareas repetitivas, como la introducción y el análisis de datos, lo que permite a los profesionales de la salud centrarse más en la atención al paciente. Los algoritmos de IA también pueden aprender de forma continua a partir de nuevos datos, adaptándose y mejorando con el tiempo. Por ejemplo, los modelos predictivos que valoran el riesgo de un niño de presentar afecciones como asma o diabetes pueden perfeccionarse con datos adicionales de los pacientes, logrando predicciones aún más precisas e intervenciones tempranas.

Además, la IA puede ayudar a identificar tendencias en las poblaciones pediátricas, aportando información valiosa para la salud pública. Por ejemplo, al analizar datos de dispositivos portátiles y aplicaciones de salud, la IA puede seguir los niveles de actividad, los patrones de sueño y otros indicadores en grandes grupos de niños, identificando factores de riesgo de afecciones como la obesidad infantil o los trastornos de ansiedad. Esta información puede orientar iniciativas de salud pública e informar estrategias de atención preventiva que beneficien a comunidades enteras.

Desafíos y perspectivas futuras

Si bien la medicina de precisión y la IA ofrecen un potencial significativo, su implementación en la atención pediátrica presenta desafíos particulares. La privacidad de los datos es una preocupación importante, ya que la información genética y sanitaria de los niños debe almacenarse y protegerse de forma segura. Además, garantizar un acceso equitativo a estas tecnologías avanzadas es esencial para evitar disparidades en la atención. La capacitación de los profesionales y la actualización de la infraestructura de salud para respaldar estas innovaciones también son necesarias para su adopción generalizada.

A pesar de estos desafíos, la medicina de precisión y las soluciones impulsadas por IA están llamadas a redefinir la atención pediátrica. A medida que estas tecnologías continúen evolucionando, prometen ofrecer una atención más personalizada, eficaz y eficiente, facultando a los profesionales de la salud para abordar mejor las diversas necesidades de los niños. Al aprovechar el poder de los conocimientos genómicos y los análisis basados en IA, la medicina pediátrica puede avanzar hacia un futuro en el que cada niño reciba la atención más precisa y óptima según sus necesidades únicas, lo que redundará en mejores resultados de salud y calidad de vida.

La integración de la inteligencia artificial (IA) en la atención pediátrica ofrece un enorme potencial, pero también plantea dilemas éticos clave que deben abordarse para garantizar el uso responsable y equitativo de estas tecnologías. Las preocupaciones éticas en torno a la privacidad de los datos, el sesgo algorítmico y la responsabilidad son centrales en la conversación, particularmente porque los niños son una población vulnerable con necesidades y consideraciones sanitarias únicas. Establecer directrices éticas y marcos regulatorios es esencial para mitigar estos riesgos, promoviendo aplicaciones de IA seguras, eficaces y equitativas en la práctica pediátrica.

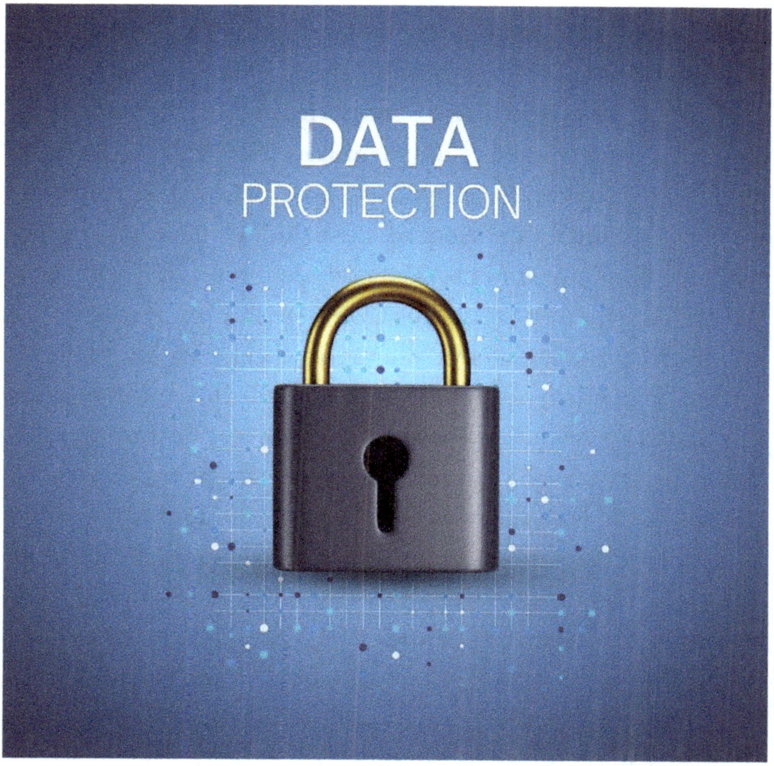

Privacidad y Seguridad de los Datos

La privacidad de los datos es una preocupación crítica en la aplicación de la Inteligencia Artificial (IA) en la atención pediátrica. Los algoritmos de IA dependen de grandes volúmenes de datos, que a menudo incluyen información sensible como perfiles genéticos, historiales médicos y datos conductuales, los cuales pueden ser altamente identificables, especialmente en el caso de los niños. Proteger estos datos es primordial, ya que las brechas o violaciones podrían exponer a los niños a posible discriminación, a la denegación futura de cobertura de seguro u otras formas de daño. Además, dado que los datos de salud de los niños evolucionan a medida que crecen, existe un desafío particular en gestionar cómo se almacena, se accede y se actualiza esta información a lo largo del tiempo.

Garantizar que los datos pediátricos se mantengan confidenciales exige medidas de seguridad estrictas y el cumplimiento de las leyes de privacidad, como la Ley de Portabilidad y Responsabilidad del Seguro de Salud de Estados Unidos (HIPAA) o el Reglamento General de Protección de Datos (RGPD, por sus siglas en inglés GDPR) en Europa. Sin embargo, las normativas actuales a menudo se centran en datos de adultos y pueden no abordar plenamente los matices de la privacidad de los datos pediátricos. Establecer directrices específicas para pediatría sobre recolección, intercambio y retención de datos podría ayudar a salvaguardar la información de los niños, promoviendo un uso responsable de la IA que priorice la confidencialidad del paciente.

Sesgo Algorítmico y Equidad

El sesgo algorítmico es otro desafío ético en el uso de la IA para la atención pediátrica. Los sistemas de IA se entrenan con datos históricos, que pueden reflejar y perpetuar inadvertidamente sesgos existentes en la prestación de servicios de salud. Por ejemplo, si un modelo de IA se entrena con un conjunto de datos que incluye predominantemente información de ciertos grupos demográficos, puede desempeñarse con menor precisión en niños de grupos subrepresentados. Este problema es especialmente preocupante en pediatría, donde los diagnósticos y tratamientos precisos son cruciales para el desarrollo saludable del niño.

Abordar el sesgo algorítmico requiere un enfoque multifacético que incluya el uso de conjuntos de datos diversos, la auditoría regular de los algoritmos y la incorporación de métricas de equidad en el desarrollo de la IA. Los modelos de IA pediátrica deben ponerse a prueba y validarse en distintos grupos demográficos, incluidos diferentes rangos de edad, etnias, contextos socioeconómicos y ubicaciones geográficas.

Este enfoque ayuda a garantizar que las herramientas de IA funcionen de manera equitativa y precisa para todos los niños, independientemente de su origen. Además, la supervisión continua de los sistemas de IA en entornos reales puede ayudar a detectar y corregir el sesgo con el tiempo, haciendo que estas herramientas sean más seguras y eficaces.

Responsabilidad y Transparencia

La cuestión de la responsabilidad es central para el uso ético de la IA en la atención pediátrica. Cuando un sistema de IA participa en la toma de decisiones clínicas, determinar quién es responsable de cualquier resultado adverso se vuelve complejo. Por ejemplo, si una herramienta diagnóstica basada en IA proporciona una recomendación inexacta que provoca daño, ¿debería recaer la responsabilidad

en los desarrolladores de la tecnología, en el profesional de la salud que utilizó la herramienta o en la institución que la implementó? Garantizar la responsabilidad en tales casos es fundamental para mantener la confianza en los sistemas de IA y proteger a los pacientes.

La transparencia está estrechamente vinculada a la responsabilidad. Los sistemas de IA en pediatría deben diseñarse para ser transparentes, lo que significa que los profesionales de la salud y, idealmente, los pacientes (o sus tutores) deberían poder comprender cómo estas herramientas llegan a determinadas recomendaciones. Esta transparencia es especialmente importante en pacientes pediátricos, donde los padres y cuidadores deben estar plenamente informados e involucrados en la toma de decisiones. Desarrollar modelos de IA explicable (XAI) que comuniquen claramente su razonamiento puede ayudar a los clínicos a tomar decisiones informadas, fomentar la confianza y reducir el riesgo de depender de sistemas de "caja negra" que ofrecen información limitada sobre su funcionamiento.

Importancia de las Directrices Éticas y los Marcos Normativos

Para afrontar estos desafíos éticos, es esencial establecer directrices éticas y marcos normativos sólidos para la IA en la práctica pediátrica. Unas directrices claras pueden ayudar a estandarizar las prácticas, garantizando que las herramientas de IA se desarrollen y utilicen de manera responsable en distintos entornos de atención sanitaria. Estos marcos deben abordar los aspectos singulares de la atención pediátrica, como el consentimiento de los padres o tutores, las consideraciones según la edad y la naturaleza cambiante de la información de salud del niño.

Las directrices éticas también pueden establecer estándares para la transparencia, la privacidad y la responsabilidad, creando una base para el uso seguro y eficaz de la IA en pediatría. Por ejemplo, las directrices podrían definir requisitos para las pruebas de sesgo, asegurando que los sistemas de IA pediátrica se sometan a una validación rigurosa en poblaciones diversas. Las normativas también podrían especificar estándares de transparencia, estableciendo la obligación de que los profesionales de la salud estén informados sobre las limitaciones y los riesgos potenciales al utilizar herramientas basadas en IA en la atención pediátrica.

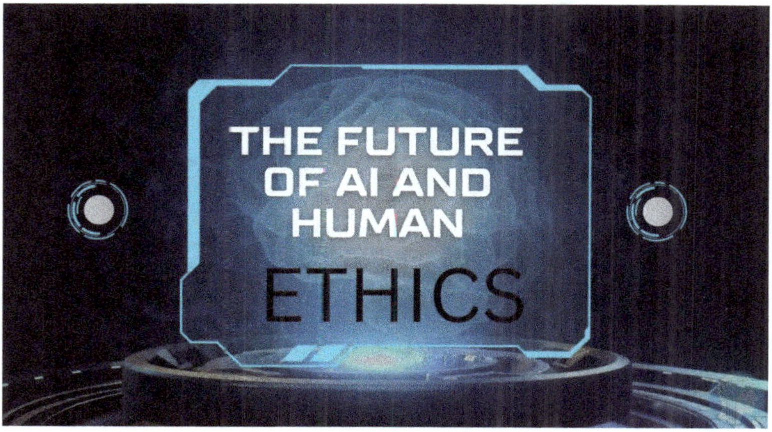

Además de las directrices éticas, la colaboración interdisciplinaria entre profesionales de la salud, especialistas en tecnología, eticistas y responsables de políticas públicas es vital. Al trabajar conjuntamente, estos grupos pueden garantizar que las tecnologías de Inteligencia Artificial (IA) se diseñen pensando en el interés superior de los pacientes pediátricos, priorizando las consideraciones éticas y la seguridad de los pacientes a lo largo de los procesos de desarrollo e implementación. También es importante revisar y actualizar periódicamente las directrices para mantener el ritmo de los avances tecnológicos y de la evolución de las normas éticas.

Conclusión

La integración de la IA en la atención de la salud pediátrica es tanto prometedora como compleja, y plantea cuestiones éticas que requieren una consideración cuidadosa y medidas. Abordar la privacidad de los datos, los sesgos algorítmicos y la rendición de cuentas mediante directrices éticas claras y marcos regulatorios es esencial para proteger a los pacientes menores y fomentar el uso responsable de la IA. Con una sólida base ética, la IA tiene el potencial de transformar la atención de la salud pediátrica, haciéndola más personalizada, precisa y accesible para todos los niños.

CAPÍTULO DIEZ

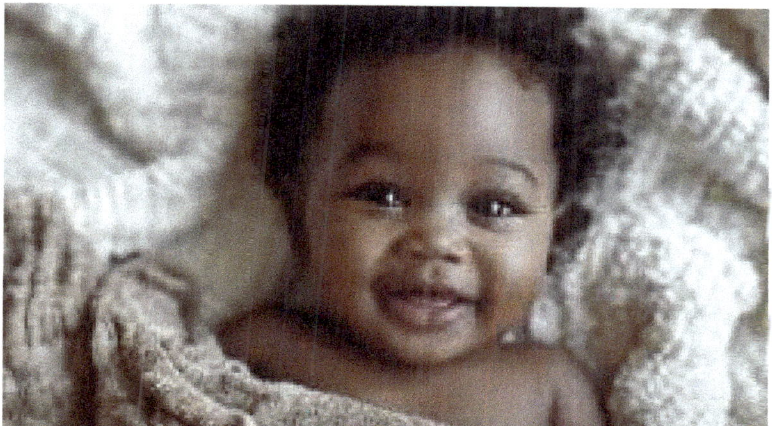

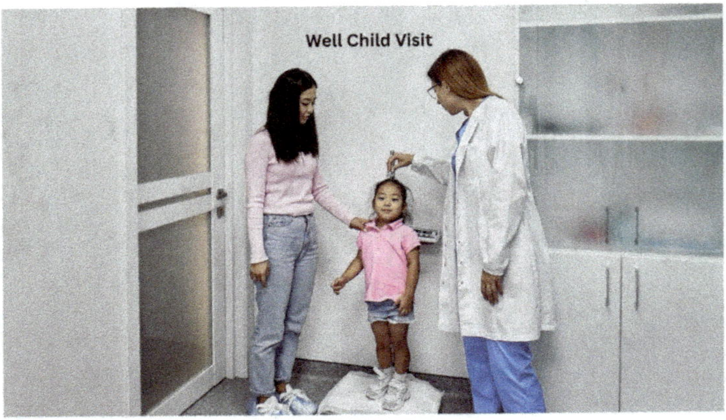
Well Child Visit

VISITA DEL NIÑO SANO: RECIÉN NACIDOS

Mejores prácticas pediátricas para las visitas del niño sano en recién nacidos

Introducción - Las visitas del niño sano son fundamentales para vigilar el crecimiento, el desarrollo y la salud general de los recién nacidos. Estas visitas brindan la oportunidad a los pediatras de ofrecer atención preventiva, vacunas y orientación a los padres. El Capítulo 11 describe las mejores prácticas para realizar visitas del niño sano desde el periodo neonatal hasta los 18 años, visitas por enfermedad o de control para pacientes pediátricos con progenitores solteros, padres separados o divorciados, en régimen de tutela o custodia del Estado, con sospecha de negligencia o maltrato, pacientes pediátricos que requieren hospitalización o atención de salud conductual, visitas de pacientes pediátricos LGBTQIA y visita de paciente Adolescente sin un progenitor, centrándose en aspectos clave como evaluación de la salud, tratamiento, vigilancia del desarrollo, educación a los padres y atención preventiva.

1. Evaluación inicial de la salud

A. Anamnesis

- **Antecedentes perinatales**: Registrar la salud materna, complicaciones del embarazo y detalles del trabajo de parto y del parto.
- **Antecedentes familiares**: Identificar cualquier condición genética o familiar que pueda afectar al recién nacido.
- **Antecedentes sociales y ambientales**: Evaluar las condiciones de vida de la familia, los sistemas de apoyo y la exposición a posibles riesgos para la salud.

B. Examen físico

Signos vitales: Medir temperatura, frecuencia cardíaca, frecuencia respiratoria y saturación de oxígeno, peso y longitud.

Apariencia general: Evaluar el color de la piel, el tono y el nivel global de actividad.

- **Cabeza y cuello**: Comprobar la circunferencia cefálica, las fontanelas, ojos, oídos, nariz y boca en busca de anomalías.
- **Sistema cardiorrespiratorio**: Auscultar corazón y pulmones en busca de soplos, ruidos respiratorios y cualquier anomalía.
- **Abdomen**: Palpar para detectar organomegalias y masas, y evaluar los ruidos intestinales.
- **Genitales y ano**: Inspeccionar la anatomía normal y la permeabilidad.
- **Sistema musculoesquelético**: Examinar la columna, las caderas y las extremidades en busca de deformidades o displasia.
- **Valoración neurológica**: Evaluar reflejos, tono muscular e hitos del desarrollo.

2. Vigilancia del desarrollo

A. Control del crecimiento

• **Mediciones**: Registrar peso, longitud y perímetro cefálico; graficarlos en tablas de crecimiento estandarizadas.

• **Tendencias**: Buscar patrones de crecimiento consistentes; investigar cualquier desviación de las trayectorias de crecimiento esperadas.

B. Hitos del desarrollo

• **Habilidades motoras**: Observar un desarrollo motor grueso y fino acorde con la edad.

• **Desarrollo social y emocional**: Evaluar la interacción con cuidadores, la respuesta a estímulos y las conductas de apego. 143

• **Desarrollo cognitivo**: Vigilar el estado de alerta, el seguimiento visual y auditivo y las habilidades tempranas de resolución de problemas.

• **3. Educación y orientación a los padres**

A. Alimentación y nutrición

• **Apoyo a la lactancia materna**: Fomentar y apoyar la lactancia, abordando cualquier dificultad y proporcionando recursos.

• **Alimentación con fórmula**: Asesorar sobre la correcta preparación de la fórmula, las técnicas de alimentación y las cantidades.

• **Suplementación**: Comentar la necesidad de suplementación con vitamina D e hierro, según corresponda.

B. Sueño y seguridad

• **Prácticas de sueño seguro**: Educar sobre la importancia de colocar al bebé boca arriba para dormir, usar un colchón firme y evitar la ropa de cama blanda.

- **Seguridad en el asiento para automóvil**: Asegurar la correcta instalación y uso del asiento.
- **Seguridad en el hogar**: Tratar la adaptación del hogar para el bebé, los entornos de sueño seguros y la prevención de lesiones accidentales.

C. Vacunas

- **Calendario**: Revisar el calendario de inmunizaciones recomendado y administrar las vacunas apropiadas para la edad.
- **Educación**: Proporcionar información sobre los beneficios y los posibles efectos secundarios de las vacunas, abordando cualquier inquietud de los padres.

D. Promoción de la salud

- **Higiene**: Orientar a los padres sobre el cuidado del cordón umbilical, las prácticas de baño y el cambio de pañales.
- **Salud bucal**: Tratar las prácticas tempranas de higiene oral y la importancia de evitar sostener el biberón apoyado.

4. Atención preventiva y tamizaje

A. Pruebas de tamizaje del recién nacido

- **Tamizaje metabólico y genético**: Asegurarse de que se hayan completado las pruebas de tamizaje neonatal exigidas por el estado y de que se revisen los resultados. 144
- **Tamizaje auditivo**: Confirmar que se haya realizado el tamizaje auditivo neonatal.
- **Tamizaje de cardiopatía congénita**: Realizar tamizaje

con oximetría de pulso para detectar cardiopatías congénitas críticas.

B. Pruebas de laboratorio rutinarias

- **Niveles de bilirrubina**: Vigilar la hiperbilirrubinemia y evaluar la necesidad de tratamiento.
- **Hemoglobina y hematocrito**: Evaluar la presencia de anemia si lo indican factores de riesgo o signos clínicos.

5. Seguimiento y derivación

A. Programación de la próxima visita

- **Seguimientos rutinarios**: Programar la siguiente visita del niño sano según el cronograma recomendado (habitualmente al mes).
- **Preocupaciones especiales**: Organizar un seguimiento más temprano si hay inquietudes de salud o problemas en curso que requieran vigilancia más estrecha.

B. Derivaciones

- **Consulta con especialistas**: Derivar a especialistas según sea necesario por cualquier anomalía o retraso del desarrollo identificado.
- **Recursos comunitarios**: Vincular a las familias con recursos comunitarios para apoyo adicional, como consultoras de lactancia, servicios sociales y programas de intervención temprana.

Conclusión

Las visitas del niño sano para recién nacidos son un aspecto fundamental de la atención pediátrica, que garantiza que los lactantes inicien la vida con la mejor salud y trayectoria de desarrollo posible. Al ceñirse a estas mejores prácticas, los pediatras pueden proporcionar una atención integral que apoye el bienestar físico, emocional y del desarrollo de los recién nacidos, al tiempo que empodera a los padres con los conocimientos y recursos que necesitan para cuidar eficazmente de su hijo.

VISITA DEL NIÑO SANO: 2 MESES - 5 AÑOS

Mejores prácticas pediátricas para las visitas del niño sano de 2 meses a 5 años

Introducción

Las visitas del niño sano son esenciales para supervisar y promover el desarrollo saludable desde la lactancia hasta la primera infancia. Estas visitas permiten a los pediatras evaluar el crecimiento, el desarrollo y la salud general, al tiempo que proporcionan las vacunas necesarias y orientación a los padres. Esta sección describe las mejores prácticas para realizar visitas del niño sano en intervalos clave de edad: 2 meses, 4 meses, 6 meses, 9 meses, 12 meses, 15 meses, 18 meses, 2 años, 3 años, 4 años y 5 años.

1. Visitas del niño sano a los 2 meses

A. Evaluación de la salud

- **Historia clínica**: Actualizar antecedentes familiares, entorno social y patrones de alimentación.
- **Examen físico**: Medir peso, longitud y perímetro cefálico; evaluar reflejos, tono muscular y estado general.

B. Vigilancia del desarrollo

- **Hitos**: Buscar la sonrisa social, los arrullos y la elevación de la cabeza en decúbito prono.
- **Crecimiento**: Graficar las mediciones en las tablas de crecimiento y revisar las tendencias.

C. Educación a los padres

- **Alimentación**: Apoyar la lactancia materna o la alimentación con fórmula; comentar las rutinas de alimentación.
- **Sueño**: Reforzar las prácticas de sueño seguro.
- **Vacunas**: Administrar la primera dosis de las vacunas DTaP, IPV, Hib, PCV20 y contra el rotavirus.

D. Atención preventiva

- **Tamizaje**: Realizar vigilancia del desarrollo y comentar cualquier inquietud.
- **Seguridad**: Asesorar sobre seguridad del asiento para automóvil, riesgos de atragantamiento y seguridad en el hogar.

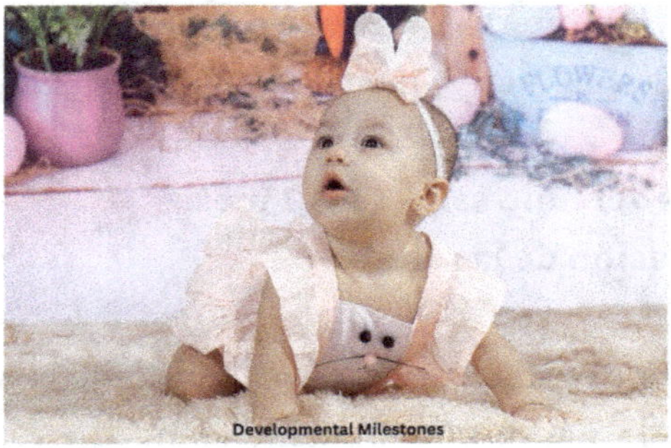

CONSULTA DE NIÑO SANO A LOS 4 MESES

2. Consultas de niño sano a los 4 meses

A. Evaluación de la salud

• **Historia clínica**: Actualizar los patrones de alimentación, los hábitos de sueño y la historia social.

• **Examen físico**: Continuar con las mediciones rutinarias y el examen físico.

B. Vigilancia del desarrollo

• **Hitos del desarrollo**: Verificar el control cefálico, el alcance de objetos y las interacciones sociales.

• **Crecimiento**: Vigilar y graficar las métricas de crecimiento.

C. Educación para padres/cuidadores

• **Alimentación**: Conversar sobre la introducción de alimentos sólidos alrededor de los 6 meses.

- **Sueño**: Enfatizar las rutinas y las prácticas de sueño seguro.
- **Inmunizaciones**: Administrar la segunda dosis de las vacunas DTaP, IPV, Hib, PCV20 y rotavirus.

D. Atención preventiva

- **Tamizaje**: Realizar vigilancia del desarrollo y abordar cualquier inquietud de los padres/cuidadores.
- **Seguridad**: Destacar la adecuación del hogar para el niño y la prevención de lesiones.

CONSULTA DE NIÑO SANO A LOS 6 MESES

3. Consultas de niño sano a los 6 meses

A. Evaluación de la salud

- **Historia clínica**: Revisar cambios dietéticos, patrones de sueño y dinámica familiar.
- **Examen físico**: Realizar un examen físico completo y mediciones.

B. Vigilancia del desarrollo

- **Hitos del desarrollo**: Observar si se sienta con apoyo, balbucea y reconoce rostros familiares.
- **Crecimiento**: Continuar la vigilancia de las tendencias de crecimiento.

C. Educación para padres/cuidadores

- **Alimentación**: Orientar sobre el inicio de los alimentos sólidos y la prevención de alergias.

- **Sueño**: Reforzar rutinas de sueño consistentes.
- **Inmunizaciones**: Administrar la tercera dosis de las vacunas DTaP, IPV, Hib y PCV20.

D. Atención preventiva

- **Tamizaje**: Vigilancia del desarrollo y observaciones conductuales.
- **Seguridad**: Consejos sobre prácticas de alimentación seguras y seguridad en el hogar.

CONSULTA DE NIÑO SANO A LOS 9 MESES

4. Consultas de niño sano a los 9 meses

A. Evaluación de la salud

- **Historia clínica**: Actualizar sobre el progreso del desarrollo, la dieta y las interacciones familiares.
- **Examen físico**: Mediciones rutinarias y evaluación física.

B. Vigilancia del desarrollo

- **Hitos del desarrollo**: Evaluar el gateo, sentarse sin apoyo y responder al nombre.
- **Crecimiento**: Graficar y evaluar los datos de crecimiento.

C. Educación para padres/cuidadores

- **Alimentación**: Conversar sobre alimentos que se comen con los dedos y la variedad en la dieta.
- **Sueño**: Continuar enfatizando la seguridad del sueño y las rutinas.

- **Inmunizaciones**: No hay inmunizaciones de rutina; poner al día si es necesario.

D. Atención preventiva

- **Tamizaje**: Continuar con la vigilancia del desarrollo y conversar sobre cualquier retraso.
- **Seguridad**: Garantizar la seguridad en el hogar, especialmente los riesgos relacionados con la movilidad.

CONSULTA DE NIÑO SANO A LOS 12 MESES

5. Consultas de niño sano a los 12 meses

A. Evaluación de la salud

- **Historia clínica**: Actualizar los hábitos dietéticos, el sueño y las conductas sociales.
- **Examen físico**: Examen físico completo con mediciones de crecimiento.

B. Vigilancia del desarrollo

- **Hitos del desarrollo**: Observar la marcha con apoyo, la prensión en pinza y palabras simples.
- **Crecimiento**: Revisar y graficar los parámetros de crecimiento.

C. Educación para padres/cuidadores

- **Alimentación**: Conversar sobre la transición a la leche de vaca y una dieta equilibrada.

- **Sueño**: Mantener prácticas de sueño seguro.
- **Inmunizaciones**: Administrar MMR, varicela, hepatitis A y las dosis finales de Hib y PCV20

D. Atención preventiva

- **Tamizaje**: Realizar tamizaje de plomo si hay riesgo; vigilancia del desarrollo.
- **Seguridad**: Consejos sobre puertas de seguridad para escaleras, protectores de ventanas y continuar adecuando el hogar para el niño.

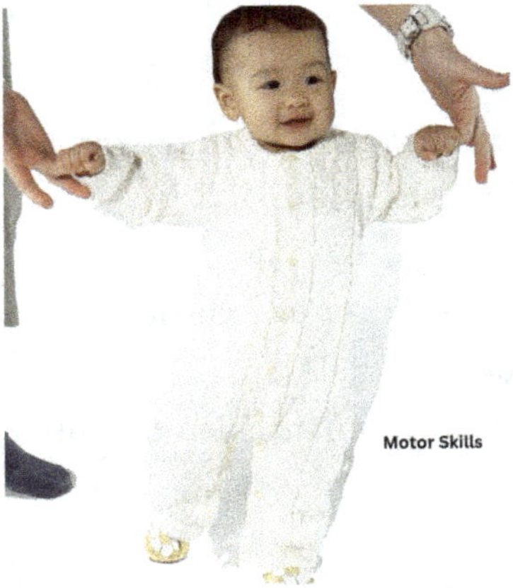

CONSULTA DEL NIÑO SANO A LOS 15 MESES

6. Consultas del niño sano a los 15 meses

- **Antecedentes**: Actualización sobre nutrición, sueño y progreso del desarrollo.
- **Exploración física**: Examen físico rutinario y mediciones del crecimiento.

B. Vigilancia del desarrollo

- **Hitos del desarrollo**: Comprobar si camina de forma independiente, utiliza algunas palabras y sigue órdenes simples; preguntar si señala los objetos que desea.
- **Crecimiento**: Continuar con el seguimiento del crecimiento.

C. Educación para padres/madres

- **Alimentación**: Hablar sobre una dieta equilibrada y la introducción continua de nuevos alimentos.
- **Sueño**: Hacer hincapié en un horario de sueño constante.

- **Vacunas**: Administrar la primera dosis de DTaP y el refuerzo de Hib.

D. Atención preventiva

- **Detección**: Continuar con las evaluaciones y tamizajes del desarrollo según sea necesario.
- **Seguridad**: Hablar sobre prevención de intoxicaciones, seguridad con armas de fuego y seguridad en exteriores.

CONSULTA DEL NIÑO SANO A LOS 18 MESES

1. Consulta del niño sano a los 18 meses

A. Evaluación de la salud

- **Antecedentes**: Revisar la ingesta dietética, los patrones de sueño y el desarrollo conductual.
- **Exploración física**: Realizar una exploración física completa y registrar los indicadores de crecimiento.

B. Vigilancia del desarrollo

- **Hitos del desarrollo**: Evaluar si corre, trepa, tiene un vocabulario en aumento y realiza juego simbólico.
- **Crecimiento**: Graficar y revisar los datos de crecimiento.

C. Educación para padres/madres

- **Alimentación**: Fomentar una dieta diversa y tamaños de porción adecuados.
- **Sueño**: Seguir reforzando rutinas regulares de sueño.

- **Vacunas**: Administrar la segunda dosis de hepatitis A y otras vacunas de puesta al día según sea necesario.

D. Atención preventiva

- **Detección**: Tamizaje del desarrollo para trastorno del espectro autista (TEA).
- **Seguridad**: Reforzar el acondicionamiento del hogar a prueba de niños, la seguridad en exteriores y la seguridad en el agua.

CONSULTA DEL NIÑO SANO A LOS 2 AÑOS

8. Consultas del niño sano a los 2 años

A. Evaluación de la salud

- **Antecedentes**: Actualización sobre la salud general, el desarrollo y la dinámica familiar.
- **Exploración física**: Mediciones rutinarias y evaluación física.

B. Vigilancia del desarrollo

- **Hitos del desarrollo**: Comprobar si corre, patea una pelota, forma frases de dos palabras y resuelve rompecabezas sencillos.
- **Crecimiento**: Monitorizar y graficar las tendencias de crecimiento.

C. Educación para padres/madres

- **Alimentación**: Hablar sobre hábitos de alimentación saludables y limitar los alimentos azucarados.
- **Sueño**: Hacer hincapié en rutinas consistentes a la hora de dormir.
- **Vacunas**: Administrar cualquier vacunación pendiente.

D. Atención preventiva

- **Detección**: Realizar evaluación de la visión y vigilancia del desarrollo.
- **Seguridad**: Asesorar sobre control de esfínteres, disciplina y seguridad en el hogar.
- **Sueño**: Mantener las rutinas de sueño y abordar problemas de sueño.
- **Vacunas**: Vacunas de puesta al día si es necesario.

CONSULTA DEL NIÑO SANO A LOS 3 AÑOS

9. Consultas del niño sano a los 3 años

A. Evaluación de la salud

- **Antecedentes**: Revisar dieta, sueño y desarrollo social y conductual.
- **Exploración física**: Exploración física integral con seguimiento del crecimiento

B. Vigilancia del desarrollo

- **Hitos del desarrollo**: Observar si trepa, monta en triciclo con casco, forma frases de tres palabras y realiza juego imaginativo.
- **Crecimiento**: Continuar graficando y revisando los datos de crecimiento. Comenzar la medición de la presión arterial

C. Educación para padres/madres

• **Alimentación**: Fomentar las comidas en familia y una nutrición equilibrada.

• **Sueño**: Mantener las rutinas de sueño y abordar problemas de sueño.

• **Vacunas**: Vacunas de puesta al día si es necesario.

D. Atención preventiva

• **Detección**: Cribado de visión y audición; evaluación del desarrollo.

• **Seguridad**: Hablar sobre seguridad peatonal, seguridad en el agua y limitar el tiempo de pantalla.

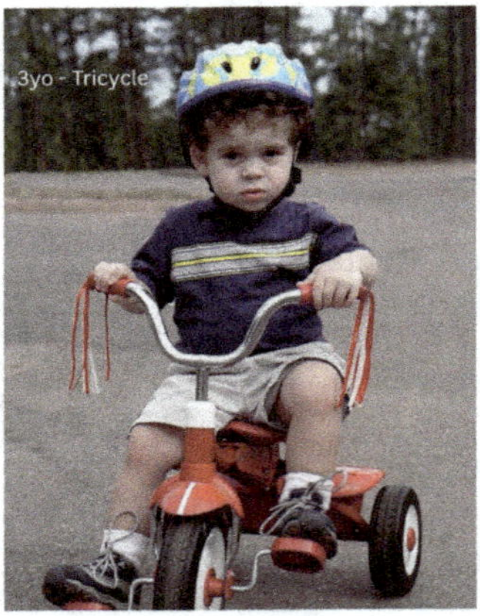

CONSULTA DEL NIÑO SANO A LOS 4 Y 5 AÑOS

10. Consultas del niño sano a los 4 años

A. Evaluación de la salud

- **Historia clínica**: Actualización sobre nutrición, sueño y adaptación al preescolar.
- **Examen físico**: Evaluación física de rutina y mediciones de crecimiento.

B. Vigilancia del desarrollo

- **Hitos**: Valorar si salta en un pie, dibuja formas simples y sigue instrucciones de varios pasos.
- **Crecimiento**: Vigilar el crecimiento y graficarlo en las curvas de crecimiento.

C. Educación para los padres

- **Alimentación**: Fomentar meriendas nutritivas y actividad física regular.

- **Sueño**: Seguir enfatizando una buena higiene del sueño.
- **Vacunación**: Administrar la segunda dosis de la triple vírica (sarampión, paperas y rubéola; SRP/MMR) y de la varicela, y administrar la primera dosis de difteria, tétanos y tos ferina acelular (DTPa/DTaP) y de la vacuna antipoliomielítica inactivada (VPI/IPV) si no se han administrado previamente.

D. Atención preventiva

- **Tamizaje**: Realizar tamizajes de visión y audición.
- **Seguridad**: Reforzar la seguridad en relación con desconocidos, la seguridad contra incendios y los contactos de emergencia.

11. Consultas del niño sano a los 5 años

A. Evaluación de la salud

- **Historia clínica**: Revisar el estado general de salud, la preparación escolar y las interacciones sociales.
- **Examen físico**: Examen integral y seguimiento del crecimiento.

B. Vigilancia del desarrollo

- **Hitos**: Observar si salta alternando los pies, escribe algunas letras, cuenta y comprende conceptos básicos del tiempo.
- **Crecimiento**: Continuar vigilando y graficando los datos de crecimiento.

C. Educación para los padres

- **Alimentación**: Promover hábitos de alimentación saludables y actividad física.
- **Sueño**: Enfatizar rutinas de sueño regulares y un descanso adecuado.
- **Vacunación**: Administrar cualquier vacuna de puesta al día pendiente.

D. Atención preventiva

- **Tamizaje**: Tamizaje de visión y audición; evaluar la preparación para la escuela.
- **Seguridad**: Abordar la seguridad como peatón, el uso de asiento elevador y la gestión del tiempo de pantalla.

Conclusión

Las consultas del niño sano desde la lactancia hasta la primera infancia son esenciales para garantizar un crecimiento y desarrollo óptimos. Al seguir estas mejores prácticas, los pediatras pueden brindar una atención integral que apoye el bienestar físico, cognitivo y emocional de los niños, a la vez que ofrecen una orientación valiosa a los padres. El seguimiento regular, la vacunación y la atención preventiva son componentes clave de estas consultas, pues promueven un desarrollo saludable y la identificación temprana de posibles problemas.

CONSULTA DEL NIÑO SANO 6 AÑOS - 8 AÑOS

Mejores prácticas pediátricas para las consultas del niño sano de 6 a 18 años

Introducción

Las consultas del niño sano de los 6 a los 18 años son fundamentales para monitorear el crecimiento, el desarrollo y la salud integral de niños y adolescentes. Estas consultas brindan oportunidades para abordar cambios físicos, emocionales y sociales, asegurar la vacunación adecuada y promover conductas saludables. Esta sección describe mejores prácticas para realizar consultas del niño sano en etapas clave del desarrollo: 6-8 años, 9-11 años, 12-14 años y 15-18 años.

1. Consultas del niño sano a los 6-8 años

A. Evaluación de la salud

- **Historia clínica**: Actualizar los antecedentes médicos, sociales y familiares. Indagar sobre el rendimiento escolar, la alimentación, el sueño y la actividad física.
- **Examen físico**: Realizar un examen físico integral, inclu-

yendo la medición de talla, peso e IMC. Graficar el crecimiento en curvas estandarizadas de crecimiento.

B. Vigilancia del desarrollo

- **Hitos**: Evaluar habilidades cognitivas (lectura, matemáticas), interacciones sociales (relaciones con pares) y desarrollo emocional (habilidades de afrontamiento).

Crecimiento: Vigilar las tendencias de crecimiento y hacer tamizaje para obesidad o alteraciones del crecimiento

C. Educación para padres y niños

- **Dieta y nutrición**: Conversar sobre una dieta equilibrada, reducción de alimentos azucarados y meriendas saludables.
- **Actividad física**: Promover actividad física regular y participación en deportes.
- **Sueño**: Reforzar la importancia de dormir lo suficiente (9-12 horas por noche).
- **Vacunación**: Asegurar que las vacunas estén al día, incluida la vacuna anual contra la influenza (gripe).

D. Atención preventiva

- **Tamizaje**: Realizar tamizajes de visión y audición, medir la presión arterial y evaluar anemia y exposición al plomo si existe riesgo.
- **Seguridad**: Educar sobre medidas de seguridad, incluido el uso de casco para bicicleta, uso de asiento infantil/cinturón de seguridad y evitar la exposición al humo de segunda mano.

CONSULTA DEL NIÑO SANO 9 AÑOS - 11 AÑOS

2. Consultas del niño sano a los 9-11 años

A. Evaluación de la salud

- **Historia clínica**: Actualizar sobre salud, rendimiento escolar, actividades extracurriculares y dinámica familiar. Conversar cualquier preocupación sobre la pubertad.
- **Examen físico**: Examen físico integral con mediciones de crecimiento. Evaluar signos tempranos de pubertad.

B. Vigilancia del desarrollo

- **Hitos**: Evaluar progreso académico, habilidades sociales y bienestar emocional.
- **Crecimiento**: Vigilar patrones de crecimiento normales y signos tempranos de pubertad.

C. Educación para padres y niños

- **Dieta y nutrición**: Conversar sobre la importancia de una dieta equilibrada y reducir la comida chatarra.
- **Actividad física**: Promover ejercicio regular y limitaciones del tiempo de pantalla.
- **Sueño**: Enfatizar la necesidad de dormir 9-12 horas por noche.
- **Vacunación**: Administrar la vacuna contra el virus del papiloma humano (VPH/HPV) (a partir de los 11 años), dTpa/Tdap y la vacuna anual contra la influenza (gripe).

D. Atención preventiva

- **Tamizaje**: Realizar tamizajes rutinarios de visión, audición y presión arterial, y evaluar dislipidemia si existe riesgo.
- **Seguridad**: Hablar sobre seguridad personal, seguridad en internet y la importancia de mantenerse alejado de las drogas y el alcohol.

CONSULTA DEL NIÑO SANO 12 AÑOS - 14 AÑOS

3. Consultas del niño sano a los 12-14 años

A. Evaluación de la salud

- **Historia clínica**: Abordar cambios relacionados con la pubertad, la vida escolar y social, la salud mental y conductual, y cualquier preocupación sobre el consumo de sustancias.
- **Examen físico**: Examen integral, incluida la evaluación de la maduración sexual (estadios de Tanner), mediciones de crecimiento e IMC.

B. Vigilancia del desarrollo

- **Hitos**: Evaluar el desarrollo cognitivo (pensamiento abstracto), la salud emocional y las relaciones con pares.
- **Crecimiento**: Vigilar el crecimiento y el desarrollo, observando una progresión adecuada durante la pubertad.

C. Educación para padres y niños

- **Dieta y nutrición**: Fomentar una dieta equilibrada rica en frutas, verduras y cereales integrales.
- **Actividad física**: Recomendar al menos 60 minutos de actividad física al día.
- **Sueño**: Reforzar la necesidad de dormir 8-10 horas por noche.
- **Vacunación**: Asegurar la finalización de la serie de VPH, dTpa/Tdap, la vacuna meningocócica y la vacuna anual contra la influenza (gripe).

D. Atención preventiva

- **Tamizaje**: Realizar tamizaje de depresión, consumo de sustancias y conductas de riesgo. Realizar tamizajes rutinarios de visión, audición y presión arterial.
- **Seguridad**: Hablar sobre conducción segura, prevención del consumo de sustancias y relaciones saludables. Abordar el acoso escolar (bullying) y la seguridad en internet.

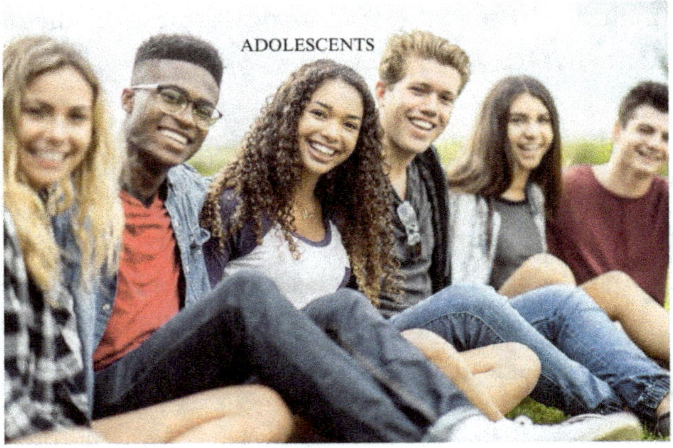

VISITA DE CONTROL DE SALUD DEL ADOLESCENTE 15 AÑOS - 18 AÑOS

4. Visitas de control de salud a los 15-18 años

A. Evaluación de la salud

- **Anamnesis**: Revisar el rendimiento académico, las actividades extracurriculares, las relaciones sociales, la salud mental y conductual, y los planes para el futuro.
- **Examen físico**: Examen físico integral que incluya valoración de la madurez sexual, mediciones de crecimiento y cálculo del IMC.

B. Vigilancia del desarrollo

- **Hitos**: Evaluar los logros académicos, la planificación profesional y la madurez emocional y social.
- **Crecimiento**: Vigilar la culminación del crecimiento y el desarrollo.

C. Educación para padres y adolescente

- **Dieta y nutrición**: Seguir destacando la importancia de una dieta equilibrada y hábitos alimentarios saludables.
- **Actividad física**: Fomentar el ejercicio regular y la participación en deportes o actividades físicas.
- **Sueño**: Comentar la necesidad de dormir 8-10 horas por noche.
- **Vacunación**: Asegurar que todas las vacunas del adolescente estén al día, incluida la dosis de refuerzo meningocócica y la vacuna anual contra la influenza.

D. Atención preventiva

- **Tamizaje**: Realizar tamizajes de salud mental y conductual (depresión, ansiedad), consumo de sustancias, infecciones de transmisión sexual (ITS), y controles rutinarios de visión y audición.
- **Seguridad**: Hablar sobre prácticas de conducción segura, prevención del consumo de sustancias, prácticas sexuales seguras y relaciones saludables. Brindar orientación sobre el manejo del estrés y la salud mental y conductual.

Conclusión

Las visitas de control de salud de los 6 a los 18 años son esenciales para vigilar el crecimiento, el desarrollo y la salud integral. Estas consultas permiten a los pediatras brindar orientación sobre la salud física, emocional y social, asegurar la vacunación adecuada y promover estilos de vida saludables. Al seguir estas mejores prácticas, los pediatras pueden apoyar el bienestar integral de niños, niñas y adolescentes, preparándolos para una adultez saludable.

CAPÍTULO ONCE

CONSULTA POR ENFERMEDAD – PACIENTE DE UN SOLO PROGENITOR

Mejores prácticas para consultas por enfermedad de pacientes pediátricos con un solo progenitor

Introducción

Las consultas por enfermedad para pacientes pediátricos con un solo progenitor requieren un enfoque compasivo, integral y personalizado para garantizar una atención y apoyo óptimos. Al centrarse en la comunicación eficaz, planes de tratamiento personalizados, seguimiento proactivo y apoyo integral, los profesionales de la salud pueden abordar los desafíos particulares que enfrentan las familias monoparentales. Estas mejores prácticas ayudan a garantizar que los niños y niñas reciban la atención necesaria y que los padres/madres se sientan empoderados y respaldados en su rol de cuidadores.

1. Evaluación inicial

A. Anamnesis

•**Historia detallada**: Recabar una historia completa de la enfermedad actual del menor, incluidos inicio, duración, síntomas y tratamientos intentados. Indagar en los antecedentes médicos previos, alergias, medicación y antecedentes familiares.

•**Preocupaciones del progenitor**: Escuchar con atención las preocupaciones y observaciones del progenitor, reconociendo su conocimiento sobre la salud de su hijo o hija.

•**Contexto social y ambiental**: Comprender la dinámica familiar, incluidos los factores estresantes que puedan afectar la salud del menor, como cambios recientes en la rutina, problemas financieros o acceso limitado a recursos.

B. Examen físico

•**Examen minucioso**: Realizar un examen físico detallado, enfocándose en las áreas relevantes a los síntomas de presentación. Medir los signos vitales y evaluar el estado general.

•**Evaluación del desarrollo y conductual**: Evaluar el estado del desarrollo y de la conducta del menor, ya que pueden influir en la presentación y el manejo de la enfermedad.

2. Comunicación eficaz

A. Establecimiento de una relación de confianza

•**Empatía y comprensión**: Mostrar empatía hacia el progenitor único, comprendiendo los desafíos particulares que puede enfrentar. Establecer una relación de confianza mediante la escucha activa y la validación de sus preocupaciones.

•**Lenguaje claro y sencillo**: Utilizar un lenguaje claro y no técnico para explicar el diagnóstico, el plan de tratamiento y la atención de seguimiento. Asegurarse de que el progenitor comprenda la información proporcionada.

B. Involucrar al menor

•**Comunicación acorde a la edad**: Involucrar al menor en la conversación cuando corresponda, utilizando un lenguaje adecuado a su edad para explicar lo que está sucediendo y qué esperar durante la consulta.

•**Empoderamiento y consuelo**: Tranquilizar al menor, permitiéndole expresar sus sentimientos y temores. Proporcionar consuelo e involucrarlo en decisiones sencillas cuando sea posible.

3. Planes de tratamiento personalizados

A. Atención personalizada

•**Tratamiento individualizado**: Elaborar un plan de tratamiento adaptado a las necesidades específicas del menor y a las circunstancias de la familia. Considerar factores como el horario laboral del progenitor, el acceso al transporte y las limitaciones económicas.

•**Intervenciones simples y factibles**: Recomendar tratamientos fáciles de administrar y que se integren en la rutina familiar. Ofrecer opciones de administración de medicamentos que se adapten al horario del progenitor.

B. Educación y recursos

•**Materiales educativos**: Proporcionar instrucciones por escrito y materiales educativos sobre la enfermedad, el tratamiento y cuándo buscar atención médica adicional. Asegurar que los materiales sean claros y fáciles de entender.

•**Acceso a recursos**: Vincular a la familia con recursos comunitarios, como servicios sociales, programas de asistencia económica y grupos de apoyo. Brindar información sobre cómo acceder a atención fuera de horario o a servicios de telesalud si fuera necesario.

4. Seguimiento y continuidad de la atención

A. Programación del seguimiento

•**Programación flexible**: Ofrecer horarios flexibles para las visitas de seguimiento que se ajusten al horario laboral del progenitor. Considerar citas vespertinas o de fin de semana si es posible.

•**Seguimiento proactivo**: Organizar llamadas o visitas de seguimiento para monitorear la evolución del menor y abordar cualquier inquietud persistente. Utilizar opciones de telesalud para reducir la necesidad de visitas presenciales cuando sea apropiado.

B. Coordinación de la atención

•**Enfoque colaborativo**: Coordinar la atención con otros profesionales de la salud, incluidos especialistas, terapeutas y personal de enfermería escolar, para asegurar una atención integral del menor.

•**Modelo de hogar médico**: Hacer hincapié en la importancia de contar con un hogar médico donde el menor pueda recibir atención consistente y continua. Alentar al progenitor único a establecer una relación con un pediatra o proveedor de atención primaria para las necesidades de salud continuas.

5. Apoyo integral

A. Apoyo emocional y social

•**Recursos de salud mental y conductual**: Reconocer el potencial de estrés y carga emocional en los progenitores únicos. Brindar derivaciones a recursos de salud mental, servicios de consejería y grupos de apoyo a la crianza.

•**Redes de apoyo**: Alentar al progenitor a construir una red de apoyo de familiares, amistades y recursos comunitarios. Ofrecer información sobre grupos locales de crianza y centros comunitarios.

B. Empoderamiento y defensa

•**Empoderamiento del progenitor**: Empoderar al progenitor único reconociendo sus fortalezas y resiliencia. Animarlo a abogar por las necesidades de salud de su hijo o hija y brindar orientación sobre cómo navegar el sistema de salud de manera efectiva.

•**Talleres educativos**: Ofrecer o recomendar talleres y cursos sobre salud infantil, nutrición y habilidades de crianza para fortalecer el conocimiento y la confianza del progenitor en el manejo de la salud de su hijo o hija.

Conclusión

Las consultas por enfermedad para pacientes pediátricos con un solo progenitor requieren un enfoque compasivo, integral y personalizado para garantizar una atención y apoyo óptimos. Al centrarse en la comunicación eficaz, planes de tratamiento personalizados, seguimiento proactivo y apoyo integral, los profesionales de la salud pueden abordar los desafíos particulares que enfrentan las familias monoparentales. Estas mejores prácticas ayudan a garantizar que los niños y niñas reciban la atención necesaria y que los padres/madres se sientan empoderados y respaldados en su rol de cuidadores.

CONSULTA POR ENFERMEDAD- PACIENTE DE PADRES SEPARADOS/ DIVORCIADOS

Mejores prácticas para consultas por enfermedad de pacientes pediátricos con padres divorciados o separados

Introducción

Las consultas por enfermedad para pacientes pediátricos con padres divorciados o separados presentan desafíos particulares, incluida la comunicación entre los padres, los acuerdos de custodia y el estrés emocional sobre el/la menor. Esta sección describe las mejores prácticas para realizar consultas por enfermedad en estas situaciones, haciendo hincapié en la comunicación eficaz, la evaluación integral, la planificación colaborativa de la atención y el apoyo integral. Los profesionales deben mantenerse neutrales, actuar como defensores del paciente pediátrico y evitar tomar partido por cualquiera de los progenitores.

1. Evaluación inicial

A. Anamnesis

•**Historia clínica detallada**: Recoger una historia exhaustiva de la enfermedad actual del menor, incluidos síntomas, inicio, duración y cualquier tratamiento previo. Obtener antecedentes médicos pertinentes, alergias y medicación actual.

•**Aporte de los padres**: Asegure que ambos padres, si participan, tengan la oportunidad de aportar sus observaciones y preocupaciones. Respete los acuerdos de custodia y las consideraciones legales respecto a las decisiones médicas.

•**Contexto social y ambiental**: Comprenda la situación de vida del niño, incluidos los arreglos de custodia, el entorno escolar y cualquier cambio reciente o factores estresantes que puedan afectar su salud.

B. Examen físico

•**Examen exhaustivo**: Realice un examen físico detallado, midiendo los signos vitales y evaluando el estado general del niño.

•**Evaluación del desarrollo y del comportamiento**: Evalúe el estado del desarrollo y del comportamiento del niño, teniendo en cuenta cómo el estrés emocional derivado de la dinámica familiar puede afectar su salud.

2. Comunicación eficaz

A. Establecer una buena relación

•**Empatía y sensibilidad**: Muestre empatía hacia ambos padres y el niño, reconociendo la complejidad de su situación familiar. Establezca confianza mediante la escucha activa y la validación de sus preocupaciones.

•**Lenguaje claro e imparcial**: Utilice un lenguaje claro y no sesgado al comunicarse con ambos padres. Evite tomar partido o hacer suposiciones sobre la dinámica familiar.

B. Facilitar la comunicación

•**Involucrar a ambos padres**: Fomente la participación de ambos padres en la conversación médica y en el proceso de toma de decisiones, respetando los acuerdos de custodia. Asegúrese de que ambos padres reciban la misma información.

•**Enfoque centrado en el niño**: Involucre al niño en la conversación cuando corresponda, utilizando un lenguaje acorde a la edad para explicar su condición y el tratamiento.

3. Planificación colaborativa de la atención

A. Elaboración del plan de tratamiento

•**Atención personalizada**: Personalice el plan de tratamiento según las necesidades específicas del niño, teniendo en cuenta la dinámica familiar, los acuerdos de custodia y cualquier desafío logístico.

•**Acuerdo entre los padres**: Procure alcanzar un consenso entre ambos padres respecto al plan de tratamiento. Documente los acuerdos y obtenga los consentimientos necesarios según los requisitos legales.

B. Educación y recursos

•**Instrucciones claras**: Proporcione instrucciones escritas detalladas sobre la enfermedad, el tratamiento y los cuidados de seguimiento. Asegúrese de que ambos padres dispongan de copias de todo el material educativo.

•**Acceso a recursos**: Ofrezca información sobre recursos comunitarios, grupos de apoyo y servicios que puedan ayudar a manejar la salud y el bienestar emocional del niño.

4. Seguimiento y continuidad de la atención

A. Programación del seguimiento

•**Programación flexible**: Ofrezca horarios de cita flexibles para acomodar las agendas de ambos padres. Considere citas vespertinas o de fin de semana si es necesario.

•**Seguimiento proactivo**: Organice llamadas o visitas de seguimiento para monitorear el progreso del niño y abordar cualquier preocupación persistente. Utilice opciones de telesalud para facilitar el seguimiento cuando corresponda.

B. Coordinación de la atención

•**Enfoque colaborativo**: Coordine con otros proveedores

de atención sanitaria, incluidos especialistas y profesionales de salud escolar, para garantizar una atención integral y coherente.

•**Modelo de hogar médico**: Promueva el concepto de hogar médico donde el niño pueda recibir atención continua y coordinada. Anime a los padres a mantener contacto regular con el proveedor de atención primaria.

5. Apoyo integral

A. Apoyo emocional y social

•**Recursos de salud mental y conductual**: Reconozca el posible impacto emocional de la separación de los padres en el niño. Proporcione derivaciones a recursos de salud conductual, servicios de consejería y grupos de apoyo tanto para el niño como para los padres.

•**Redes de apoyo**: Fomente el establecimiento de una red de apoyo, incluidos la familia extendida, amigos y recursos comunitarios, para brindar apoyo emocional y práctico adicional.

B. Empoderamiento y defensa

•**Empoderamiento de los padres**: Empodere a ambos padres reconociendo sus roles y fomentando la colaboración en el manejo de la salud de su hijo. Brinde orientación sobre cómo navegar el sistema de salud y defender las necesidades de su hijo.

•**Talleres educativos**: Recomiende u ofrezca talleres y cursos sobre salud infantil, nutrición, habilidades parentales y afrontamiento de los cambios familiares para aumentar el conocimiento y la confianza de los padres.

Conclusión

Las visitas por enfermedad para pacientes pediátricos con padres divorciados o separados requieren un enfoque reflexivo, colaborativo y compasivo. Al centrarse en la comunicación eficaz, la evaluación integral, la planificación colaborativa de la atención y el apoyo integral, los profesionales de la salud pueden abordar los desafíos particulares que enfrentan estas familias. Estas mejores prácticas ayudan a garantizar que los niños reciban la atención y el apoyo necesarios y que los padres estén empoderados e implicados en la salud y el bienestar de sus hijos.

VISITA POR ENFERMEDAD - TUTELA/ CUSTODIA ESTATAL

Mejores prácticas para las visitas de pacientes pediátricos en cuidado bajo custodia estatal o en régimen de tutela

Los pacientes pediátricos en cuidado bajo custodia del Estado o en régimen de tutela suelen enfrentar desafíos únicos y complejos, incluidos traumatismos emocionales, antecedentes médicos inconsistentes y múltiples cuidadores. Brindar una atención integral, coherente y compasiva a estos niños requiere un enfoque especializado. Esta sección describe las mejores prácticas para realizar visitas médicas a pacientes pediátricos en cuidado bajo custodia estatal o en régimen de tutela, haciendo hincapié en una evaluación minuciosa, una comunicación eficaz, planes de atención a medida y apoyo integral.

1. Evaluación inicial

A. Recopilación de antecedentes

- **Antecedentes médicos completos**: Recopile una historia clínica lo más detallada posible, incluidos enfermedades previas, cirugías, alergias, medicamentos y registros de inmunización. Trabaje estrechamente con los trabajadores sociales para reunir información de proveedores de salud anteriores.

- **Antecedentes psicosociales**: Comprenda la situación de vida actual del niño, los motivos de la custodia estatal y cualquier trauma conocido o problemas conductuales. Evalúe el estado emocional y psicológico del niño.
- **Aporte de los cuidadores**: Involúcrese con los cuidadores actuales, incluidos los padres de acogida o el personal de hogares grupales, para obtener sus observaciones y preocupaciones sobre la salud y el bienestar del niño.

B. Examen físico

- **Examen minucioso**: Realice un examen físico detallado, incluida la medición de la talla, el peso y el IMC. Evalúe si hay signos de negligencia, maltrato o afecciones médicas no tratadas.
- **Evaluación del desarrollo y del comportamiento**: Evalúe los hitos del desarrollo y la salud conductual del niño, considerando el impacto del trauma y la inestabilidad.

2. Comunicación eficaz

A. Establecer una buena relación

- **Empatía y confianza**: Muestre empatía y genere confianza con el niño, reconociendo la posibilidad de traumas previos y desconfianza hacia los adultos. Utilice un enfoque amable y tranquilizador.
- **Lenguaje claro y compasivo**: Comuníquese de forma clara y compasiva con el niño y los cuidadores. Evite los tecnicismos médicos y asegúrese de que las explicaciones sean adecuadas para la edad y comprensibles.

B. Participación de los cuidadores

- **Involucrar a los cuidadores**: Involucre a los cuidadores en la discusión sobre la salud del niño, las opciones de tratamiento y el plan de atención. Respete sus aportes y proporcióneles instrucciones claras y materiales educativos.
- **Coordinación con los trabajadores sociales**: Mantenga una comunicación abierta con los trabajadores sociales y otros profesionales implicados para asegurar un enfoque coordinado de la atención del niño. Comparta la información médica pertinente y las actualizaciones.

3. Planes de atención adaptados

A. Tratamiento personalizado

- **Planes de atención individualizados**: Desarrolle planes de atención individualizados que aborden las necesidades de salud y las circunstancias específicas del niño. Considere los antecedentes del niño, su entorno actual y las posibles barreras para la atención.
- **Intervenciones viables**: Recomiende tratamientos e intervenciones que sean prácticos y factibles dentro de la situación de vida actual del niño. Considere los recursos y el apoyo disponibles para los cuidadores.

B. Educación y recursos

- **Instrucciones claras**: Proporcione instrucciones escritas detalladas sobre el diagnóstico, el tratamiento y el seguimiento. Asegúrese de que los cuidadores comprendan y se sientan seguros para manejar las necesidades de salud del niño.
- **Acceso a recursos**: Vincule a los cuidadores con recursos comunitarios, servicios de apoyo y materiales educativos para

ayudarles en el cuidado del niño. Proporcione información sobre cómo acceder a la atención fuera del horario habitual y a los servicios de emergencia.

4. Seguimiento y continuidad de la atención

A. Programación del seguimiento

- **Seguimiento regular**: Programe visitas de seguimiento regulares para monitorear el progreso del niño y abordar cualquier preocupación de salud en curso. Procure que las citas sean convenientes para los cuidadores y que se organice el transporte si es necesario.
- **Seguimiento proactivo**: Implemente un seguimiento proactivo mediante llamadas telefónicas o visitas por telesalud para comprobar el bienestar del niño entre las visitas presenciales.

B. Coordinación de la atención

- **Enfoque multidisciplinario**: Coordine la atención con otros profesionales de la salud, profesionales de la salud conductual, educadores y trabajadores sociales involucrados en la vida del/la menor. Asegure un enfoque holístico e integrado de la atención.
- **Modelo de Hogar Médico**: Abogue por el establecimiento de un hogar médico donde el/la menor pueda recibir atención continua e integral. Fomente el registro sistemático y el intercambio de información médica.

5. Apoyo holístico

A. Apoyo emocional y social

- **Recursos de salud conductual**: Reconozca la alta prevalencia de problemas de salud conductual entre los niños bajo custodia del Estado. Proporcione derivaciones a servicios de salud conductual, incluida la consejería y la terapia, para abordar el trauma y el malestar emocional.

- **Redes de apoyo**: Fomente el desarrollo de una red de apoyo para el/la menor, incluidos mentores, adultos de confianza y grupos de pares. Facilite conexiones con organizaciones y recursos comunitarios.

B. Empoderamiento y defensa

- **Empoderamiento de los cuidadores**: Empodere a los cuidadores proporcionándoles los conocimientos, recursos y apoyo necesarios para abogar por la salud y el bienestar del/la menor. Ofrezca capacitación para identificar y manejar problemas de salud frecuentes.
- **Defensa del menor**: Abogue por las necesidades del/la menor dentro del sistema de salud y más allá. Asegure que se escuche su voz y que se protejan sus derechos. Trabaje con los tutores legales y los servicios de protección de menores para abordar cualquier problema sistémico que afecte la atención del/la menor.

Conclusión

Atender a pacientes pediátricos bajo custodia o tutela estatal requiere un enfoque compasivo, coordinado e integral. Al centrarse en una evaluación exhaustiva, una comunicación eficaz, planes de atención personalizados y apoyo holístico, los profesionales de la salud pueden abordar los desafíos particulares que enfrentan estos niños. La implementación de estas mejores prácticas ayuda a garantizar que los niños bajo custodia del Estado reciban la atención constante y de alta calidad que necesitan para prosperar física, emocional y socialmente.

VISITA DE CONTROL DEL NIÑO SANO (SOSPECHA DE ABUSO/NEGLIGENCIA)

Mejores prácticas para las visitas de control del niño sano en pacientes pediátricos con sospecha de abuso y/o negligencia

Los pacientes pediátricos con sospecha de abuso o negligencia requieren una atención proporcionada con sensibilidad, de manera integral y vigilante durante las visitas de control del niño sano. Estas visitas ofrecen oportunidades cruciales para identificar y abordar un posible abuso, garantizar la seguridad del/la menor y proporcionar el apoyo médico y psicológico necesario. Esta sección describe las mejores prácticas para realizar estas visitas en pacientes vulnerables, haciendo hincapié en la evaluación exhaustiva, la comunicación eficaz, la colaboración multidisciplinaria y el apoyo holístico.

1. Evaluación inicial

A. Anamnesis

•**Antecedentes médicos detallados**: Recopile una historia clínica completa, incluidos antecedentes de enfermedades, hospitalizaciones, cirugías y cualquier patrón de lesiones.

Documente cuidadosamente cualquier inconsistencia o demoras injustificadas en la búsqueda de atención.

•**Antecedentes psicosociales**: Comprenda la situación de vida del/la menor, la dinámica familiar y cualquier factor de riesgo conocido de abuso o negligencia, como el consumo de sustancias, la violencia intrafamiliar o problemas de salud conductual en la familia.

•**Observaciones conductuales**: Observe la conducta del/la menor y su interacción con los cuidadores. Preste atención a signos de miedo, ansiedad, retraimiento o conductas excesivamente complacientes.

B. Examen físico

•**Examen exhaustivo**: Realice un examen físico completo, con especial atención a signos de maltrato físico (hematomas, quemaduras, fracturas) o de negligencia (higiene deficiente, desnutrición, afecciones médicas sin tratar).

•**Documentación**: Documente con precisión todos los hallazgos con descripciones detalladas y, si es apropiado y permitido, registro fotográfico. Incluya mediciones de las lesiones y utilice diagramas corporales para un mapeo preciso de su localización.

2. Comunicación eficaz

A. Generar confianza

•**Empatía y sensibilidad**: Acérquese al/la menor con empatía y sensibilidad. Mantenga una actitud calmada y tranquilizadora para ayudar a generar confianza y favorecer una sensación de seguridad en el/la menor.

•**Comunicación centrada en el/la menor**: Utilice un lenguaje acorde a la edad y permita que el/la menor se exprese con libertad. Evite preguntas sugestivas o dirigidas y deje que relate su historia con sus propias palabras.

B. Interacción con los cuidadores

•**Enfoque sin juicios**: Mantenga una actitud profesional y libre de juicios al interactuar con los cuidadores. Evite la confrontación y concéntrese en recabar información.

•**Conversaciones privadas**: Cuando sea posible, hable con el/la menor por separado del cuidador para garantizar que pueda expresarse con libertad y sin miedo a represalias.

1. Colaboración multidisciplinaria

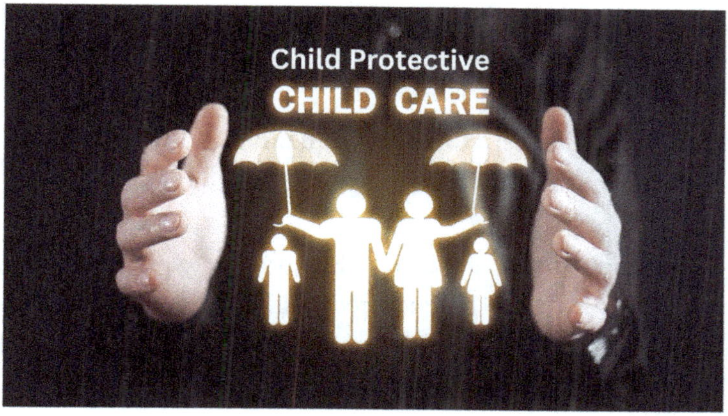

A. Derivación y notificación

• **Denuncia obligatoria**: Esté al tanto de las leyes de denuncia obligatoria y denuncie de inmediato cualquier sospecha de abuso o negligencia ante los Servicios de Protección Infantil correspondientes (CPS) o las autoridades competentes.

- **Derivación a especialistas**: Derive al niño con los especialistas pertinentes, como radiólogos pediátricos, pediatras especializados en maltrato infantil y profesionales de salud conductual, para una evaluación y apoyo adicionales.

B. Coordinación con los Servicios de Protección Infantil

- **Colaboración con CPS**: Trabaje en estrecha colaboración con los Servicios de Protección Infantil (CPS) y otros organismos involucrados en el bienestar del niño para garantizar un enfoque coordinado de atención y protección.
- **Compartir información**: Proporcione registros médicos y hallazgos detallados a los Servicios de Protección Infantil (CPS) y a otros profesionales involucrados para respaldar sus investigaciones e intervenciones.

4. Planes de atención personalizados

A. Atención individualizada

- **Enfoque personalizado**: Elabore un plan de atención adaptado a las necesidades médicas, emocionales y sociales específicas del niño. Considere la seguridad y el bienestar del niño como la máxima prioridad.
- **Atención de seguimiento**: Programe visitas de seguimiento frecuentes para monitorear la salud del niño, documentar cualquier hallazgo nuevo y proporcionar apoyo continuo.

B. Educación y recursos

- **Materiales educativos**: Proporcione a los cuidadores (si es seguro y apropiado) materiales educativos sobre salud infantil, seguridad y estrategias de crianza positiva. Ofrezca recursos para ayudar a abordar problemas subyacentes como el consumo de sustancias o problemas de salud conductual.

- **Servicios de apoyo**: Conecte a la familia con recursos comunitarios, como servicios sociales, asesoramiento y grupos de apoyo, para brindar apoyo y asistencia adicionales. **177**

5. Apoyo integral

A. Apoyo emocional y psicológico

- **Recursos de salud conductual**: Reconozca el impacto psicológico del abuso o la negligencia. Derive al niño con profesionales de la salud conductual para la evaluación y la terapia con el fin de abordar el trauma y el malestar emocional.
- **Entorno de apoyo**: Cree un entorno de apoyo y no amenazante durante las visitas para ayudar al niño a sentirse seguro y valorado.

B. Empoderamiento y defensa

- **Empoderamiento del niño**: Empodere al niño validando sus experiencias y brindándole tranquilidad. Anímelo a expresar sus sentimientos y preocupaciones.
- **Defensa**: Abogue por las necesidades del niño dentro del sistema de salud y más allá. Trabaje con representantes legales y agencias de bienestar infantil para garantizar que se protejan los derechos y el interés superior del niño.

Conclusión

Las visitas de niño sano para pacientes pediátricos en quienes se sospecha abuso o negligencia requieren un enfoque compasivo, vigilante y multidisciplinario. Al centrarse en una evaluación exhaustiva, una comunicación efectiva, una planificación colaborativa de la atención y un apoyo integral, los profesionales de la salud pueden desempeñar un papel crucial en la identificación y el abordaje del maltrato, garantizando la seguridad del niño y promoviendo su salud y bienestar generales. La implementación de estas mejores prácticas ayuda a crear un entorno protector en el que los niños vulnerables puedan recibir la atención y el apoyo que necesitan para sanar y prosperar.

EL PACIENTE QUE NECESITA HOSPITALIZACIÓN

Mejores prácticas para pacientes pediátricos que requieren hospitalización por enfermedad médica

Introducción

La hospitalización puede ser una experiencia estresante para los pacientes pediátricos y sus familias. Brindar una atención compasiva y de alta calidad durante la hospitalización es crucial para el bienestar físico y emocional del niño. Esta sección describe las mejores prácticas para el manejo de pacientes pediátricos que requieren hospitalización por enfermedad médica, con énfasis en la evaluación integral, la comunicación efectiva, la atención centrada en el paciente, la participación de la familia y la colaboración multidisciplinaria.

1. Proceso de admisión

A. Evaluación inicial

•**Historia clínica completa**: Obtenga una historia clínica detallada, que incluya los síntomas actuales, los antecedentes personales, los antecedentes familiares y cualquier hospitalización previa. Incluya información sobre alergias, medicamentos y estado de vacunación.

•**Examen físico**: Realice un examen físico exhaustivo, documentando los signos vitales, los hallazgos físicos y cualquier preocupación médica inmediata.

•**Historia psicosocial**: Comprenda la situación de vida del niño, su desempeño escolar y cualquier factor estresante social o emocional. Evalúe el sistema de apoyo de la familia y las posibles barreras para la atención.

B. Estudios iniciales

• **Pruebas diagnósticas**: Solicite las pruebas diagnósticas apropiadas (p. ej., análisis de sangre, estudios de imagen) basándose en la evaluación inicial para confirmar el diagnóstico y orientar la planificación del tratamiento.

• **Consultas con especialistas**: Si es necesario, coordine consultas con los especialistas pertinentes para ofrecer una evaluación y un plan de tratamiento integrales.

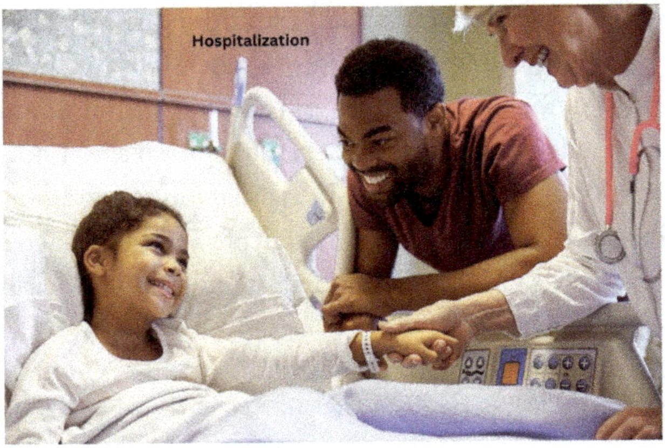

2. Comunicación e Intercambio de Información

A. Comunicación efectiva con el niño

• **Comunicación adecuada a la edad**: Utilice un lenguaje acorde con la edad para explicar al niño el proceso de hospitalización, el diagnóstico y el plan de tratamiento. Anime a hacer preguntas y brinde tranquilidad.

• **Apoyo emocional**: Reconozca y aborde los miedos y la ansiedad del niño. Ofrezca consuelo y apoyo para ayudarle a sentirse seguro y comprendido.

B. Comunicación con padres y cuidadores

• **Información clara y coherente**: Proporcione información clara y coherente a los padres o cuidadores sobre la condición del niño, las opciones de tratamiento y los resultados esperados. Utilice un lenguaje sencillo y evite la jerga médica.

• **Participación en la toma de decisiones**: Involucre a los padres o cuidadores en el proceso de toma de decisiones, respetando sus conocimientos y preferencias. Asegúrese de que comprendan y den su consentimiento al plan de tratamiento propuesto.

3. Atención Centrada en el Paciente

A. Planes de atención individualizados

•**Planes de tratamiento personalizados**: Desarrolle planes de atención individualizados basados en las necesidades médicas específicas del niño, sus preferencias y las circunstancias familiares. Considere la etapa del desarrollo del niño y su contexto psicosocial.

•**Manejo del dolor**: Implemente estrategias eficaces de manejo del dolor, que incluyan enfoques farmacológicos y no farmacológicos. Evalúe y ajuste de manera periódica los planes de manejo del dolor según sea necesario.

B. Creación de un entorno adecuado para el niño

•**Comodidad y familiaridad**: Cree un entorno amigable para la infancia en el hospital, incluyendo objetos familiares de casa (p. ej., juguetes y mantas) para brindar comodidad y una sensación de seguridad.

•**Juego y recreación**: Proporcione oportunidades de juego y actividades recreativas para promover la normalidad y reducir el estrés. Utilice especialistas en vida infantil para apoyar las necesidades emocionales y del desarrollo.

4. Participación de la Familia

A. Apoyo a las familias

•**Atención centrada en la familia**: Dé prioridad a la atención centrada en la familia involucrando a los padres y cuidadores en todos los aspectos de la atención del niño. Reconozca el papel de la familia como parte integral de la recuperación y el bienestar del niño.

•**Apoyo emocional y práctico**: Ofrezca apoyo emocional a las familias, reconociendo el estrés y la ansiedad que conlleva la hospitalización. Brinde apoyo práctico, como información sobre alojamiento, comidas y asistencia económica.

B. Educación y recursos

•**Educación para la salud**: Eduque a las familias sobre la condición del niño, las opciones de tratamiento y los requisitos de cuidado en el hogar. Proporcione materiales escritos y recursos para ampliar la información.

•**Planificación del alta**: Inicie la planificación del alta de manera temprana, asegurándose de que las familias estén preparadas para la transición al hogar. Proporcione instrucciones claras para la atención de seguimiento, la administración de medicamentos y los signos de posibles complicaciones.

5. Colaboración Multidisciplinaria

A. Atención basada en el trabajo en equipo

•**Enfoque colaborativo**: Fomente un enfoque colaborativo de la atención que involucre a un equipo multidisciplinario, incluidos médicos, personal de enfermería, especialistas, especialistas en vida infantil, trabajadores sociales y terapeutas.

•**Reuniones regulares del equipo**: Realice reuniones periódicas del equipo multidisciplinario para analizar el progreso del niño, ajustar los planes de tratamiento y abordar cualquier inquietud.

B. Coordinación de la atención

•**Continuidad de la atención**: Garantice la continuidad de la atención coordinándose con proveedores de atención primaria, especialistas y recursos comunitarios. Facilite transiciones fluidas entre distintos entornos asistenciales.

•**Documentación y comunicación**: Mantenga una documentación completa y precisa de la historia clínica del niño, los planes de tratamiento y su evolución. Garantice una comunicación clara entre todos los miembros del equipo y con la familia.

6. Apoyo Integral

A. Salud conductual y bienestar emocional

•**Servicios de salud mental y del comportamiento**: Haga tamizaje de problemas de salud mental y del comportamiento y brinde acceso a servicios de salud mental, incluyendo consejería y terapia, para apoyar el bienestar emocional del niño.

•**Intervenciones de apoyo**: Utilice intervenciones de apoyo como terapia de arte, musicoterapia y técnicas de relajación para ayudar a manejar el estrés y promover la recuperación.

B. Apoyo social y educativo

•**Continuidad educativa**: Asegure la continuidad educativa coordinándose con la escuela del niño y proporcionando servicios educativos hospitalarios si es necesario. Aborde cualquier inquietud académica que pueda surgir durante la hospitalización.

•**Servicios sociales**: Conecte a las familias con servicios sociales para abordar determinantes sociales más amplios de la salud, como la vivienda, la seguridad alimentaria y el acceso a recursos comunitarios.

Conclusión

La hospitalización de pacientes pediátricos requiere un enfoque compasivo, integral y centrado en la familia. Al enfocarse en una evaluación exhaustiva, una comunicación eficaz, una atención individualizada, la participación de la familia y la colaboración multidisciplinaria, los profesionales de la salud pueden asegurar que los niños hospitalizados reciban atención de la más alta calidad.

La implementación de estas mejores prácticas ayuda a promover el bienestar físico y emocional de los pacientes pediátricos y apoya a sus familias durante los desafíos de la hospitalización.

PACIENTE QUE NECESITA ATENCIÓN EN SALUD CONDUCTUAL

Mejores prácticas para pacientes pediátricos que necesitan atención en salud conductual: atención ambulatoria vs. hospitalización

Introducción

La atención de salud mental y del comportamiento para pacientes pediátricos requiere un enfoque cuidadoso e integral, adaptado a la gravedad y a las necesidades específicas de cada niño. La decisión entre atención ambulatoria y hospitalaria depende de diversos factores, incluidos los síntomas del niño, la seguridad, la dinámica familiar y el acceso a recursos. Esta sección describe las mejores prácticas para gestionar la atención de salud mental y del comportamiento pediátrica tanto en entornos ambulatorios como hospitalarios, haciendo hincapié en una evaluación exhaustiva, comunicación eficaz, planes de tratamiento individualizados y apoyo integral.

1. Evaluación y Triaje

A. Evaluación integral

•**Historia clínica detallada**: Recopile una historia exhaustiva de la salud mental y del comportamiento del niño, incluyendo inicio y duración de los síntomas, diagnósticos previos, antecedentes de tratamiento, antecedentes familiares y cualquier trauma o acontecimiento vital significativo.

•**Evaluación psicosocial**: Evalúe la situación de vida del niño, su rendimiento escolar, las relaciones con sus pares y la dinámica familiar. Evalúe los factores estresantes y los apoyos en el entorno del niño.

•**Evaluación del riesgo**: Evalúe el riesgo de daño a sí mismo o a otros, incluyendo ideación suicida, conductas autolesivas, conductas agresivas y cualquier antecedente de consumo de sustancias.

B. Determinación del nivel de atención

•**Criterios para la atención ambulatoria**: Adecuada para niños con síntomas leves a moderados, entornos familiares estables y capacidad para asistir a sesiones regulares de terapia. La atención ambulatoria es apropiada para el manejo continuo y los casos menos graves.

•**Criterios para la atención hospitalaria**: Necesaria para niños con síntomas graves, crisis agudas, alto riesgo de autolesión o de causar daño a otras personas, o aquellos que requieren monitoreo e intervención intensivos. La atención hospitalaria proporciona un entorno seguro para la estabilización.

2. Atención Ambulatoria

A. Planificación del tratamiento

Planes de tratamiento individualizados: Desarrolle planes de tratamiento a la medida según las necesidades específicas del niño, sus preferencias y las circunstancias familiares. Incluya intervenciones terapéuticas, manejo farmacológico (si es necesario) y seguimiento periódico.

•**Terapias basadas en la evidencia**: Utilice terapias

basadas en la evidencia, como la terapia cognitivo-conductual (TCC), la terapia dialéctica conductual (TDC), la terapia de juego y la terapia familiar. Ajuste el enfoque según la etapa del desarrollo del niño.

B. Comunicación y participación familiar

•**Participación de la familia**: Involucre a los padres o cuidadores en el proceso terapéutico, proporcionando educación sobre la condición del niño y cómo pueden apoyarlo. La terapia familiar puede ser beneficiosa para abordar las dinámicas y mejorar la comunicación.

•**Revisiones periódicas**: Programe citas de seguimiento periódicas para monitorear el progreso, ajustar los planes de tratamiento y abordar cualquier problema emergente. Utilice opciones de telesalud para mejorar la accesibilidad.

C. Coordinación de la atención

•**Enfoque multidisciplinario**: Colabore con orientadores escolares, trabajadores sociales, proveedores de atención primaria y otros profesionales pertinentes para asegurar un enfoque coordinado en la atención del niño.

•**Recursos comunitarios**: Vincule a las familias con recursos comunitarios, grupos de apoyo y talleres educativos para brindar apoyo e información adicionales.

3. Atención Hospitalaria

A. Proceso de admisión

•**Evaluación exhaustiva de admisión**: Realice una evaluación integral al ingreso, que incluya una evaluación psiquiátrica detallada, examen físico y pruebas de laboratorio según sea necesario.

•**Seguridad y estabilización**: Priorice la seguridad y la estabilización del niño. Implemente medidas para prevenir la autolesión o el daño a otras personas y manejar cualquier síntoma psiquiátrico agudo.

B. Tratamiento durante la hospitalización

•**Terapia intensiva**: Proporcionar intervenciones terapéuticas intensivas diarias, incluyendo terapia individual, terapia de grupo y terapia familiar. Utilizar enfoques basados en la evidencia adaptados a las necesidades del menor.

•**Gestión de la medicación**: Supervisar de cerca y ajustar los medicamentos psiquiátricos según sea necesario. Educar al menor y a la familia sobre el uso de la medicación, los efectos secundarios y la adherencia al tratamiento.

C. Participación familiar y educación

•**Participación de la familia**: Fomentar la participación activa de los miembros de la familia en el proceso de tratamiento. Proporcionar educación sobre el diagnóstico del menor, el plan de tratamiento y estrategias para apoyar la recuperación.

•**Planificación del alta**: Iniciar la planificación del alta de forma temprana, asegurando una transición fluida de la atención hospitalaria a la ambulatoria. Elaborar un plan integral de cuidados posteriores que incluya citas de seguimiento, sesiones de terapia y recursos comunitarios.

4. Transición entre niveles de atención

A. Continuidad de la atención

•**Transición fluida**: Asegurar una transición fluida entre la atención hospitalaria y la ambulatoria. Comunicarse claramente entre los proveedores de hospitalización y ambulatorios para mantener la continuidad de la atención.

•**Apoyo posalta**: Proporcionar apoyo intensivo inmediatamente después del alta, incluidas citas de seguimiento frecuentes e intervención en crisis si es necesario. Abordar cualquier barrera para acceder a la atención ambulatoria.

B. Monitoreo y seguimiento

•**Monitoreo regular**: Vigilar continuamente el progreso del menor y ajustar el plan de tratamiento según sea necesario. Asegurarse de que el menor asista a las citas de seguimiento y participe en las terapias prescritas.

•**Manejo de crisis**: Elaborar un plan de manejo de crisis para la familia, que incluya información de contacto de emergencia y pasos a seguir si la condición del menor se deteriora.

5. Apoyo holístico y manejo a largo plazo

A. Abordaje de los determinantes sociales de la salud

•**Apoyo integral**: Abordar los determinantes sociales de la salud más amplios que pueden afectar el bienestar conductual del menor, como la vivienda, la seguridad alimentaria y el acceso a la educación y a actividades extracurriculares.

•**Redes de apoyo**: Fomentar el desarrollo de redes de apoyo, incluidos grupos de apoyo entre pares, organizaciones comunitarias y programas de mentoría.

B. Promoción de la resiliencia y las habilidades de afrontamiento

•**Desarrollar resiliencia**: Enseñar y reforzar la resiliencia y las habilidades de afrontamiento mediante intervenciones terapéuticas e interacciones cotidianas. Fomentar actividades que promuevan la autoestima y el sentido de logro.

•**Educación continua**: Brindar educación continua al menor y a la familia sobre salud conductual, estrategias de autocuidado y cómo manejar el estrés y las emociones de manera eficaz.

Conclusión

Brindar atención en salud conductual a pacientes pediátricos requiere un enfoque integral, coordinado y compasivo, adaptado a las necesidades y circunstancias específicas de cada niño. Al diferenciar entre los requisitos de la atención ambulatoria y de hospitalización, y centrarse en una evaluación exhaustiva, una comunicación eficaz, planes de tratamiento individualizados y apoyo holístico, los profesionales de la salud pueden garantizar que los niños reciban la atención necesaria para sostener su salud conductual y su bienestar general. La implementación de estas mejores prácticas promueve un entorno estable y de apoyo para que los niños prosperen tanto durante como después del tratamiento.

VISITA DE PACIENTE PEDIÁTRICO LGBTQIA+

Mejores prácticas para una consulta de niño sano con un paciente pediátrico LGBTQIA+

Las mejores prácticas por parte de los profesionales de la salud para una consulta de niño sano con un paciente pediátrico LGBTQIA+ desempeñan un papel esencial al ofrecer una atención sensible y compasiva a jóvenes LGBTQIA+, entendiendo que estos pacientes pueden enfrentar desafíos únicos relacionados con su orientación sexual y su aceptación social. A continuación, se presentan algunas prácticas clave para una consulta de niño sano exitosa:

1. Creación de un entorno seguro

- **Mostrar un ambiente acogedor**: Tener símbolos visibles, como carteles o folletos sobre salud LGBTQIA+, en la clínica puede hacer que los jóvenes LGBTQIA+ se sientan bienvenidos.

- **Lenguaje no presuntivo**: Capacitar al personal y a los profesionales para usar un lenguaje no presuntivo que respete la diversidad de género y de orientación sexual. Esto incluye términos como "pareja" en lugar de "novio" o "novia", lo que respalda una variedad de orientaciones y estructuras familiares.

- **Sensibilidad con los pronombres**: Preguntar siempre por los pronombres preferidos de la persona y respetarlos.

2. Generar confianza mediante la comunicación

- **Confidencialidad**: Tranquilizar a los pacientes de que sus conversaciones son confidenciales dentro de los límites de las leyes de privacidad en salud. La juventud LGBTQIA+, en particular quienes no han revelado su situación a la familia o amistades, puede preocuparse por la privacidad; por ello, es esencial establecer y comunicar la confidencialidad.
- **Diálogo abierto**: Fomentar una comunicación abierta y sin juicios. Mostrar interés y respeto genuinos, haciendo preguntas para comprender cualquier desafío que puedan estar enfrentando, incluido el apoyo social, la salud conductual y el estrés.
- **Escucha activa**: Escuchar las preocupaciones del paciente sin apresurarse. Ser escuchado y validado por un profesional de la salud puede impactar positivamente su salud emocional y conductual, especialmente si se siente incomprendido o marginado fuera de la clínica.

3. Comprender y abordar los riesgos para la salud

- **Tamizaje de salud conductual**: Los jóvenes LGBTQIA+ pueden presentar tasas más altas de ansiedad, depresión y otros desafíos de salud conductual debido a la discriminación o al acoso. Las evaluaciones regulares de salud conductual ayudan a identificar cualquier problema de forma temprana. Ofrecer apoyo y, de ser necesario, derivaciones a profesionales de salud conductual con competencia en la atención a población LGBTQIA+.
- **Educación en salud sexual**: Brindar educación acorde a la edad sobre prácticas sexuales. Ser claro respecto a la prevención de infecciones de transmisión sexual (ITS) y las vacunas

disponibles, como la del VPH, que pueden reducir el riesgo de ciertos cánceres.

• **Evaluación de riesgos**: Tener en cuenta que los jóvenes LGBTQIA+ pueden enfrentar riesgos aumentados de consumo de sustancias y autolesiones. Realizar tamizaje para estos factores de riesgo y conversar estrategias para afrontar la presión de pares, la aceptación social y el estrés. La intervención temprana y el apoyo son vitales para abordar posibles conductas de alto riesgo.

4. Fomentar el apoyo de padres/madres y familia

• **Educar e incluir a padres/madres y tutores**: Cuando sea apropiado, brindar orientación a los padres para apoyar el bienestar emocional de su hijo o hija. Los padres que pueden no estar familiarizados con cuestiones LGBTQIA+ pueden beneficiarse de información que les ayude a comprender mejor la necesidad crucial del apoyo parental.

• **Gestionar la revelación**: Para jóvenes que quizá no han hablado del tema con sus familias, es crucial respetar sus límites y permitirles guiar la conversación respecto a la revelación familiar. Ofrecer recursos para padres y familias a fin de favorecer la comprensión, como grupos de apoyo o literatura sobre la salud de jóvenes LGBTQIA+.

5. Conectar con recursos comunitarios

• **Derivaciones a recursos LGBTQIA+**: Familiarizarse con organizaciones locales para jóvenes LGBTQIA+, profesionales de salud conductual y grupos de apoyo. Estos recursos pueden brindar comunidad, apoyo entre pares y asistencia adicional, reforzando la atención proporcionada en el ámbito clínico.

• **Empoderamiento mediante la defensa**: Animar a los jóvenes a conectarse con influencias positivas y grupos de defensa que promuevan la autoaceptación y la resiliencia. Contar con una comunidad puede ser un importante factor protector frente a sentimientos de aislamiento.

6. Educación continua de los profesionales

- **Capacitación continua**: Los profesionales y el personal de la clínica deben recibir capacitación periódica sobre temas de salud LGBTQIA+, competencia cultural y mejores prácticas actualizadas. Esto ayuda a mantener un enfoque de atención solidario e informado y mantiene al equipo al tanto de las necesidades de salud en evolución o de desafíos específicos de la juventud LGBTQIA+.

Al seguir estas mejores prácticas, los profesionales de la salud pueden hacer de las consultas de niño sano una experiencia positiva y de apoyo para pacientes pediátricos LGBTQIA+. Construir una base de confianza puede marcar una diferencia significativa en la salud y el bienestar de los jóvenes LGBTQIA+, fomentando la resiliencia que apoya su camino hacia la adultez.

PACIENTES ADOLESCENTES SIN PADRES

Paciente pediátrico adolescente acude a una consulta sin padres

Cuando un paciente pediátrico adolescente acude a una consulta de niño sano o por enfermedad sin un padre o madre, los profesionales tienen una oportunidad única de conectarse directamente con la persona joven y apoyar su creciente independencia. Las mejores prácticas para este tipo de consulta priorizan la confidencialidad, la confianza y el empoderamiento, asegurando que el/la adolescente se sienta cómodo/a al hablar de sus preocupaciones de salud, al tiempo que se respeta su autonomía. A continuación, algunas mejores prácticas:

1. Establecer un entorno de apoyo

- **Tono cálido y acogedor**: Los adolescentes pueden sentirse nerviosos al venir solos, por lo que un saludo amistoso y respetuoso puede ayudarles a tranquilizarse. Mostrar un interés genuino en ellos como individuos puede fomentar la apertura y la confianza.
- **Establecer límites y expectativas**: Comenzar explicando

la estructura de la consulta, la importancia de la confidencialidad y el papel de la atención en salud para apoyar su independencia y bienestar.

2. Enfatizar la confidencialidad

- **Explicar claramente la privacidad**: Asegure al paciente que su visita es confidencial y explique qué información puede compartirse con los padres o tutores y cuál permanecerá privada, de conformidad con las leyes estatales vigentes. Recalque que puede hablar con libertad sin temor a que se divulgue información de manera innecesaria.
- **Abordar los temas sensibles de forma confidencial**: Los adolescentes pueden tener preguntas sobre salud mental y conductual, salud sexual u otros temas personales, pero pueden dudar si sienten que la información llegará a sus padres. Una comunicación clara sobre las políticas de confidencialidad ayuda a crear un espacio seguro para tratar estas inquietudes.

3. Utilizar preguntas abiertas y sin juicios

- **Fomentar la autoexpresión**: Los adolescentes suelen enfrentar cambios sociales, emocionales y físicos complejos. Utilizar preguntas abiertas les permite compartir con mayor libertad sus experiencias de vida, preocupaciones de salud y cualquier desafío al que se enfrenten.
- **Lenguaje sin juicios**: Evite un lenguaje que pueda parecer crítico o intrusivo. Por ejemplo, en lugar de "¿Bebe alcohol?" pregunte: "¿Puede contarme qué sustancias usted o sus amigos encuentran en la escuela u otros entornos?". Esto ayuda a que el paciente se sienta respetado y evita hacer suposiciones.

4. Educación sanitaria integral

- **Proporcionar educación adecuada para la edad**: Los adolescentes pueden carecer de conocimientos sobre temas como salud sexual, nutrición, salud mental y conductual, y consumo de sustancias. Adapte el contenido educativo a su edad, nivel de madurez y conocimientos, para que puedan tomar decisiones informadas.

- **Animar a hacer preguntas**: Invite preguntas sobre cualquier tema de salud, creando un espacio abierto donde se sientan seguros para plantear incluso preguntas "vergonzosas". Proporcionar un entorno relajado y sin juicios para aprender sobre su salud puede ayudar a llenar vacíos de conocimiento y abordar conceptos erróneos.

5. Realizar tamizaje de salud mental y apoyo social

- **Realizar evaluaciones de salud mental y conductual**: Los adolescentes a menudo enfrentan presiones y tensiones que pueden afectar la salud mental y conductual, incluida la ansiedad, la depresión o el acoso escolar. Formule preguntas que exploren su estado emocional, relaciones y redes de apoyo, y analice estrategias para afrontar el estrés y la presión de pares.

- **Evaluar los determinantes sociales**: Indague sobre su vida escolar, amistades, entorno del hogar y cualquier factor que pueda afectar su salud o bienestar. Comprender su contexto social ayuda a adaptar las recomendaciones y los recursos a su situación.

6. Abordar los temas sensibles de manera reflexiva

- **Salud sexual**: En los adolescentes, es fundamental hablar sobre prácticas sexuales seguras, prevención de ITS, consentimiento y salud reproductiva de manera adecuada para la edad. Esto es especialmente importante si el adolescente se siente incómodo hablando de estos temas con sus padres.

- **Consumo de sustancias**: Evalúe cualquier consumo de sustancias como alcohol, tabaco y drogas. Eduque sobre los riesgos del consumo de sustancias, destacando tanto los riesgos para la salud física como las implicaciones legales, a la vez que fomenta un espacio que promueva la honestidad sin temor a juicios.

7. Empoderar la toma de decisiones y la independencia

• **Apoyar la autonomía**: Los adolescentes suelen buscar mayor independencia y desean tomar sus propias decisiones. Anímeles a asumir un papel activo en el manejo de su salud tratando temas como la adherencia al tratamiento, el establecimiento de metas saludables y la comprensión de las indicaciones médicas.

• **Fomentar la capacidad de abogar por sí mismos**: Ayúdeles a sentirse empoderados para abogar por sí mismos en los entornos sanitarios y en otros ámbitos de su vida. Enséñeles cómo comunicar sus necesidades de salud de forma clara y eficaz, y anímeles a expresarse cuando tengan inquietudes o preguntas.

8. Ofrecer recursos y opciones de seguimiento

• **Conectar con recursos**: Proporcione información sobre recursos comunitarios que ofrezcan apoyo para problemas como salud mental y conductual, salud reproductiva, consumo de sustancias o presiones escolares. Sugiera sitios web, grupos de apoyo y líneas de ayuda a las que puedan recurrir si lo necesitan.

• **Planificar el seguimiento**: Describa los próximos pasos para su atención médica e invíteles a comunicarse si tienen más preguntas. Si procede, programe una visita de seguimiento para continuar la conversación y monitorizar cualquier inquietud en curso.

9. Documentar y comunicarse con el paciente de manera responsable

• **Respetar su privacidad en la documentación**: Documente la visita con cuidado, teniendo presente la confidencialidad del adolescente. Incluya en los registros solo la información pertinente y necesaria para la continuidad de la atención.

• **Proporcionar información de contacto**: Ofrezca una vía directa o un medio seguro para que puedan ponerse en contacto con la clínica si necesitan hacer preguntas o tienen inquietudes de salud tras la visita. Saber que pueden comunicarse les hace sentirse respaldados y fomenta una participación proactiva en su salud.

10. Fomentar conductas de salud positivas

• **Promover elecciones de estilo de vida saludables**: Edúqueles sobre los beneficios de la nutrición, el ejercicio, un sueño adecuado y el manejo del estrés, enmarcándolo como parte de su bienestar integral. Esto puede ayudarles a tomar decisiones que favorezcan tanto la salud física como la salud mental y conductual.

• **Destacar el impacto a largo plazo en la salud**: Explique cómo las decisiones que tomen ahora pueden influir en su futuro, fomentando un sentido de responsabilidad y autocuidado que apoye su desarrollo hacia una adultez sana e independiente.

Una consulta con un paciente adolescente, especialmente si llega sin acompañamiento, es una valiosa oportunidad para establecer una relación asistencial de confianza, brindar educación sanitaria esencial y apoyar el desarrollo de una autonomía saludable. Al aplicar estas mejores prácticas, los profesionales pueden ayudar a que los adolescentes se sientan respetados, respaldados y empoderados para hacerse cargo de su salud.

GESTIÓN FINANCIERA

Mejores prácticas para la gestión financiera en pediatría

Introducción

Una gestión financiera eficaz es crucial para el éxito y la sostenibilidad de las consultas pediátricas. Dada la dinámica particular de la pediatría, que incluye volúmenes de pacientes fluctuantes, coberturas de seguros variadas y la necesidad de atención especializada, es esencial establecer estrategias financieras sólidas. Esta sección explorará las mejores prácticas en gestión financiera para consultas pediátricas, abarcando presupuestación, gestión del ciclo de ingresos, control de costos y planificación financiera estratégica.

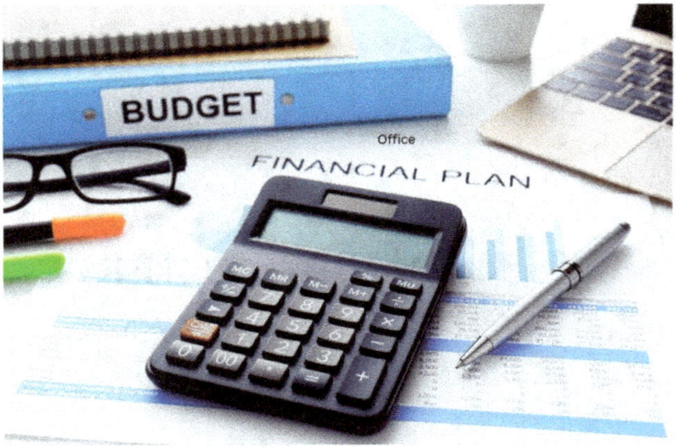

. Elaboración de presupuestos y planificación financiera

1.1 Elaboración de un presupuesto integral

Elaborar un presupuesto detallado es la piedra angular de la gestión financiera. Un presupuesto integral debe incluir todos los gastos e ingresos previstos.

- **Proyecciones de ingresos**: Estime los volúmenes de pacientes con base en datos históricos, estacionalidad (considerando calendarios escolares y temporadas de gripe) y crecimiento potencial.
- **Estimación de gastos**: Incluya costos fijos (alquiler, salarios) y costos variables (suministros médicos, servicios). Considere gastos imprevistos como reparaciones de emergencia o escasez de personal. 194

1.2 Revisiones financieras periódicas

Realice revisiones financieras mensuales para comparar el desempeño real con el presupuesto. Identifique desviaciones y ajuste las proyecciones en consecuencia.

- **Indicadores clave de desempeño (KPI)**: Monitoree KPI como los días de cuentas por cobrar, los márgenes de beneficio y los tiempos de espera de los pacientes.
- **Análisis de tendencias**: Haga seguimiento de las tenden-

cias financieras para predecir el desempeño futuro y ajustar las estrategias según sea necesario.

2. Gestión del ciclo de ingresos

2.1 Optimización de los procesos de facturación

Procesos de facturación eficientes garantizan pagos oportunos y reducen el riesgo de reclamaciones denegadas.

- **Codificación precisa**: Asegure que todos los servicios se codifiquen con exactitud para evitar denegaciones y maximizar el reembolso.
- **Gestión de reclamaciones**: Implemente un sistema para rastrear las reclamaciones desde su presentación hasta el pago, abordando de inmediato cualquier denegación o rechazo.

2.2 Mejora de los sistemas de pago para pacientes

Facilitar los pagos de los pacientes puede mejorar el flujo de caja y reducir los incobrables.

- **Opciones de pago flexibles**: Ofrezca múltiples métodos de pago, incluidos los pagos en línea, para facilitar que los pacientes paguen sus facturas.
- **Comunicación clara**: Proporcione a los pacientes información clara sobre sus responsabilidades financieras y sobre cualquier plan de pago disponible.

3. Control de costos y eficiencia

3.1 Optimización de las operaciones

Las operaciones eficientes pueden reducir significativamente los costos y mejorar la experiencia del paciente.

- **Optimización de flujos de trabajo**: Revise y optimice regularmente los flujos de trabajo para reducir ineficiencias. Utilice registros electrónicos de salud (EHR/RCE) para agilizar las tareas administrativas.
- **Gestión de inventarios**: Implemente un sistema de gestión de inventarios para rastrear los suministros médicos, reducir el desperdicio y garantizar la reposición oportuna

3.2 Negociación de contratos con proveedores

Revise y negocie periódicamente los contratos con proveedores para asegurar precios competitivos de suministros y servicios médicos.

- **Compras en volumen**: Considere compras en volumen para artículos de uso común a fin de obtener descuentos.
- **Relaciones con proveedores**: Construya relaciones sólidas con los proveedores para negociar mejores condiciones y mantenerse informado sobre nuevos productos y oportunidades de ahorro.

4. Planificación financiera estratégica

4.1 Objetivos financieros a largo plazo

Establezca objetivos financieros claros a largo plazo para la consulta, como ampliar servicios, abrir nuevas sedes o actualizar la tecnología.

- **Inversión de capital**: Planifique inversiones significativas mediante la elaboración de un presupuesto de capital y la exploración de opciones de financiamiento.
- **Estrategias de crecimiento**: Evalúe las oportunidades potenciales de crecimiento y sus implicaciones financieras.

4.2 Gestión de riesgos

Identifique y mitigue los riesgos financieros para proteger la estabilidad de la consulta.

- **Coberturas de seguros**: Asegure una cobertura adecuada, incluidos los seguros por mala praxis, de propiedad y de responsabilidad civil.
- **Cumplimiento normativo**: Manténgase al día con los requisitos regulatorios para evitar multas y problemas legales.

5. Aprovechamiento de la tecnología

5.1 Software de gestión financiera

Invierta en software de gestión financiera para automatizar y agilizar las tareas contables.

- **Sistemas integrados**: Utilice sistemas integrados que

combinen RCE, facturación y gestión financiera para reducir errores y mejorar la eficiencia.

- **Analítica de datos**: Utilice la analítica de datos para obtener información sobre el desempeño financiero e informar la toma de decisiones.

5.2 Telemedicina y salud digital

Adopte soluciones de telemedicina y salud digital para ampliar el acceso a la atención y crear nuevas fuentes de ingresos.

- **Consultas virtuales**: Ofrezca consultas virtuales para atender las necesidades de los pacientes y reducir los costos indirectos.
- **Monitoreo remoto**: Implemente monitoreo remoto para enfermedades crónicas a fin de mejorar la atención al paciente y generar ingresos adicionales.

Conclusión

Una gestión financiera eficaz es vital para el éxito y la sostenibilidad de las consultas pediátricas. Al implementar mejores prácticas en la elaboración de presupuestos, gestión del ciclo de ingresos, control de costos y planificación financiera estratégica, las consultas pediátricas pueden mejorar su salud financiera y continuar brindando atención de alta calidad a sus pacientes. Aprovechar la tecnología y mantener un enfoque proactivo de la gestión financiera posicionará a las consultas pediátricas para el éxito a largo plazo en un entorno sanitario dinámico.

BIBLIOGRAFÍA

1. "Pediatric Decision-Making Strategies" de Albert J. Pomeranz, Michael D. Cabana y Stephen Berman

."Nelson Textbook of Pediatrics' de Robert M. Kliegman, Joseph St. Geme y otros

2. "Pediatric Primary Care" de Catherine E. Burns, Beth Richardson y Margaret Brady

3. "Bright Futures: Guidelines for Health Supervision of Infants, Children, and Adolescents" de la Academia Americana de Pediatría

4. "Evidence-Based Pediatrics and Child Health" de Virginia A. Moyer, Elizabeth Elliott y otros

5. "Pediatric Nursing: The Critical Components of Nursing Care" de Kathryn Rudd y Diane Kocisko

6. "Clinical Practice Guidelines for Pediatric Care"de la Academia Americana de Pediatría

7. Actualizaciones | Control de infecciones | CDC - 5 de diciembre de 2023

Directrices para el control de infecciones ambientales en centros de atención sanitaria [abril de 2023]

8. Industria de la limpieza - Descripción general | Administración de Seguridad y Salud Ocupacional (OSHA)

9. La OMS publica la mayor colección mundial de datos sobre desigualdades en salud

Organización Mundial de la Salud, 20 de abril de 2023

10. https://shop.aap.org/pediatric-collections-social-determinants-of-health-part-1- underserved-communities-paperback/

198

11. La IA en la atención de la salud: el futuro de la atención al paciente y la gestión de la salud

27 de marzo de 2024• Por los editores de Mayo Clinic Press

12. Abordar la carga de las enfermedades prevenibles por vacunación

CDC: Programas de mejora de la calidad (QI), 21 de junio de 2024

Beneficios de los proyectos de mejora de la calidad en inmunización | IQIP | CDC

13. 40 años de experimentación humana en Estados Unidos: el Estudio de la Sífilis de Tuskegee

Ada McVean B.Sc. | 25 de enero de 2019 Historia

14. ¿Qué es la atención sanitaria integrada y qué significa para usted? | St. Luke's Health

Dr. Syed Raza, vicepresidente de Operaciones Médicas, St. Luke's Health, 21 de junio de 2023

www.ingramcontent.com/pod-product-compliance
Lightning Source LLC
LaVergne TN
LVHW052242200926
848481LV00002B/244